動物病院スタッフのための
手術器具ガイド

著 遠藤 薫

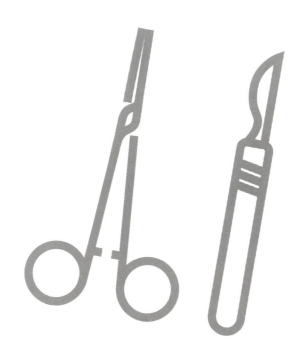

緑書房

はじめに

　小動物臨床を行う動物病院では，同じ目的で作られた手術器具であっても，大きなサイズから極小サイズまで揃える必要があります．動物の場合，症例ごとの体格の違いが，人とはくらべものにならないほど幅広いからです．

　そして実際に用いる手術器具の種類も，動物専用に作られた器具，人用の器具などと多種多様となります．整形外科手術を行う動物病院では，さらにより多くの専門的かつ高額な手術器具が多数必要となってきます．

　避妊手術1つをとっても，使用する手術器具は5種20個以上になり，手術器具の平均価格が5,000円として，総額100,000円にもなります．また，整形外科手術やマイクロサージェリーで使用する特殊な器具は，1個あたり数万円から数十万円もしますので，手術器具にかかる経費は莫大なものとなります．つまり手術器具は高額な医療器械に匹敵するのです．

　しかし，高額な手術器具であるにもかかわらず，動物病院においては「錆び付いている」「切れない」「挟めない」といった状態になっている器具が見受けられます．そのほとんどの原因は，誤用，乱用，粗雑な取り扱い，不適切あるいは誤った洗浄や滅菌処置によって起こるものです．その結果，器具の寿命を縮めてしまいます．手術器具にも，高額な医療器械と同じく日頃の適切な取り扱いやメンテナンスがとても重要なのです．

　手術器具は手術を行う獣医師の手となって作業をしてくれる大切なものです．手術器具1つ1つを自身の体の一部と思い，大切に取り扱ってほしいと願います．「弘法筆を選ばず」ではなく，「名医は道具を選ぶ」が正しい考え方です．手術器具に限らず，すべての物を大切に取り扱うことはとても重要です．大切にすることで，器具や器械の寿

命が長くなりますし，物を大切にできる人は，人や動物に対しても優しくなれるのです。

　本書は，動物病院で使用される手術器具（鋼製器具）の取り扱いについて，購入時から実際に手術に使用するまでの注意点，各種器具の特徴，そして手術後の洗浄や滅菌に至るまで解説しています。特に新人獣医師や動物看護師の方には，常に日常業務のそばに置いて参考にしていただければ幸いです。

　なお，本書は小動物臨床で用いる手術器具に絞って解説しています。大動物の外科に用いる器具についてはふれていません。また，すべての手術器具を網羅しているわけではなく，私が長い臨床経験に基づき実際に使用しているものに絞っていますが，一般的な一次診療の動物病院では，本書で紹介している器具を揃えればほとんどの軟部組織外科に対応できるでしょう。さらには，眼科器具や歯科器具および整形外科手術専用の器具の解説も割愛していますこと，あらかじめご了承ください。また，手術器具の名称は同じ物であっても，製造メーカーや医療機関，使用者によって異なることが多々あります。特に人の名称が冠された器具では，製造メーカーごとに異なる場合が多いようです。本書では一般的であろうと思われる名称を極力用いましたが，個々に違いがある場合には，数種類のカタログをご確認ください。

2019年春

著者

Contents

はじめに……2

Chapter 1　手術器具の基本

1　手術器具(鋼製器具)の製造工程……8
2　小動物臨床における手術器具とその目的……11
3　手術器具の取り扱い……14
　①新品を購入したときの取り扱い
　②滅菌時の注意点
　③使用時の注意点
　④洗浄時の注意点
4　手術前準備と片づけ……24
　①手術前の準備
　②手術後の片づけ
　Column　手洗い・術部洗浄
　Column　ガーゼの確認

Chapter 2　主要な手術器具

1　メス……30
　①金属メス
　②電気メス
　③超音波メス
2　剪刀(せんとう)……41
　①外科剪刀
　②メッツェンバーム剪刀
　③メイヨー剪刀
　④ワイヤー剪刀
　⑤抜糸剪刀
　⑥眼科剪刀

3　持針器(把針器)……50
　　①メイヨーヘガール
　　②オルセンヘガール
　　③マチュータイプ

4　鑷子(せっし)……58
　　①無鉤鑷子
　　②有鉤鑷子
　　③ドベイキー鑷子
　　④臓器把持鑷子
　　⑤動脈切開用鑷子

5　鉗子……63
　　①ペアン鉗子
　　②コッヘル鉗子
　　③モスキート鉗子・モスキート剥離鉗子
　　④アリス鉗子
　　⑤バブコック鉗子
　　⑥子宮鉗子
　　⑦肺把持鉗子
　　⑧胎盤鉗子
　　⑨ハンマーヘッド鉗子
　　⑩胃・腸鉗子
　　⑪舌鉗子
　　⑫麦粒鉗子
　　⑬チューブ鉗子
　　⑭タオル鉗子
　　⑮アリゲーター鉗子
　　⑯サテンスキー鉗子
　　⑰剥離鉗子
　　⑱毛抜き鉗子

6　開創器……72
　　①ゲルピー開創器
　　②ウェイトラナー開創器
　　③ベックマン・アドソン開創器
　　④クロスアクション開創器
　　⑤ゴッセ開創器

　　　　⑥バルフォア開創器
　　　　⑦全方向開創器
　　　　⑧開胸器と閉胸器
　　　　⑨筋鉤
　　　　⑩筋鉤（有爪）
　　　　⑪柔軟性腸圧定ヘラ

7　縫合針……79

8　縫合糸……82
　　　　①縫合糸の分類：素材・性質・形状
　　　　②縫合糸のサイズ：長さ・太さ
　　　　③特殊な縫合糸・縫合材料
　　　　Column　絹糸（シルク）について

9　ドレープ……92
　　　　①布製ドレープ
　　　　②ディスポドレープ
　　　　③撥水・防水・吸水
　　　　④ドレーピングの例

10　マイクロサージェリー……99
　　　　①手術用顕微鏡と拡大鏡
　　　　②トレーニング
　　　　③マイクロサージェリーで用いる手術器具
　　　　④持針器
　　　　⑤剪刀
　　　　⑥鑷子
　　　　⑦鉗子・血管クランプなど
　　　　⑧針付縫合糸
　　　　⑨注意点

〈ご注意〉
　本書の内容は最新の知見をもとに細心の注意をもって記載されています。しかし，記載された内容がすべての点において完全であると保証するものではありません。実際の症例に応用する場合は，それぞれの器具の取扱説明書をよく確認の上，各獣医師の責任の下，注意深く診療や処置を行ってください。本書記載の内容による不測の事故や損失に対して，著者，編集者ならびに出版社は，その責を負いかねます。（株式会社緑書房）

Chapter 1
手術器具の基本

1　手術器具(鋼製器具)の製造工程

2　小動物臨床における手術器具とその目的

3　手術器具の取り扱い

4　手術前準備と片づけ

1 手術器具(鋼製器具)の製造工程

　手術器具は「鋼製器具」と通称されます。その製造工程は，材料となるステンレスの板から型取りして始まります。最初の型取りではバリがありますので，それをトリミングします。左右それぞれを別々に作成し，出来上がった左右を組み合わせます。先端やラチェット(歯止め)部の加工をし，タングステンカーバイトもこのとき鑞付けします。噛み合わせなどの調整を行い，表面を研磨し，最後に微調整を行います(図1-1-1)。このように1つの鋼製器具が出来上がるまでに多くの工程があります。各工程をそれぞれ専門の職人が担当し，手際よく作業が進められます。図1-1-2，3には，その他いくつかの鋼製器具の製造工程の一部を示します。

図1-1-1　鋼製器具の製造工程1
材料となる①のステンレス板を型で打ち抜き，②の状態にする。
③④は剪刀の鋳型。⑤⑥では柄やリングの中や周囲にはバリが残っている。リング内のステンレスはまだ打ち抜かれていない。
⑦はバリを取り，剪刀の基本的な形になったところ。⑧はさらに剪刀らしくトリミングを行ったもの。
⑨はほぼ原型が出来上がり，それに対して研磨をしたものが⑩。
⑪⑫は左右を支点のねじで組み合わせたところ。
⑬⑭はタングステンカーバイトを鑞付けしたところ。
⑮は反対側のねじの先端。⑯は飛び出ているねじの先端をトリミングしたところ。⑰⑱は研磨したところ。

Chapter 1　手術器具の基本

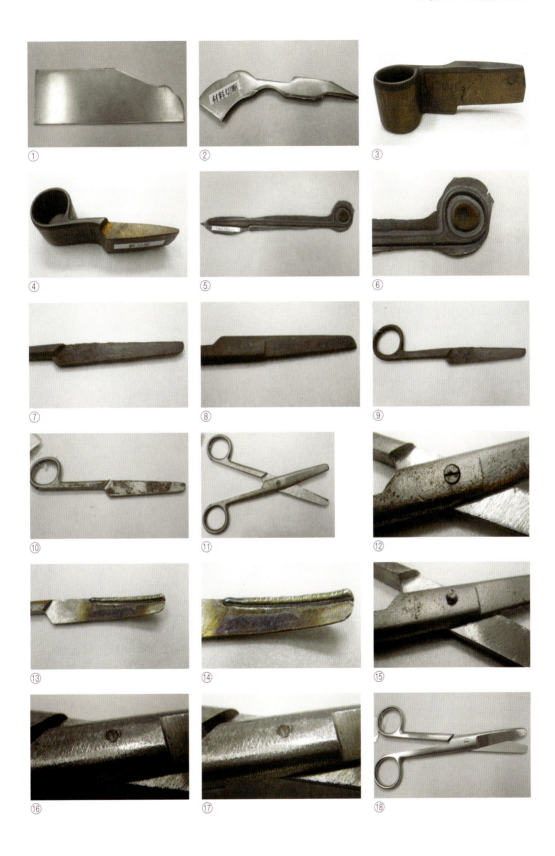

1 手術器具(鋼製器具)の製造工程

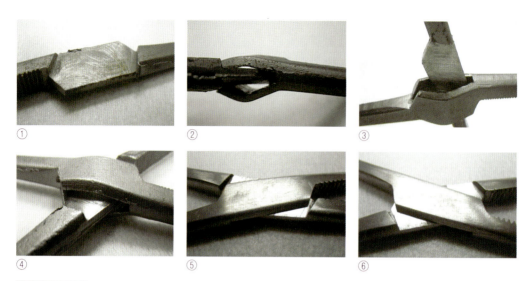

図1-1-2 鋼製器具の製造工程2

ボックスロックタイプの左右の組み合わせ。ボックス部分を広げてその中に片方を挿入して組み込む（①②）。③④は挿入し終えたところ。ボックスの中心をピンで固定して、ピンが見えないようにトリミングする（⑤⑥）。

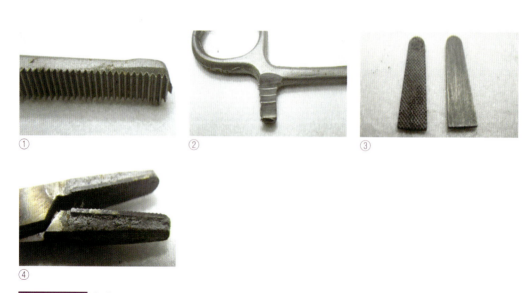

図1-1-3 鋼製器具の製造工程3

①鉗子の先端の溝。②ラチェットの部分の荒削り後。③持針器の挟む部分のタングステンカーバイト。④③を持針器に鑞付けしたところ。

2

小動物臨床における手術器具とその目的

　一般手術器具の中で，動物専用の器具は一部に限られ，ほとんどは人用の器具が使用されます。人に使用するのであれ，動物に使用するのであれ，使い方は全く同じです。しかし人用の器具の中には，動物用に使えるものと使えないものがあるため，器具のサイズや使用目的に応じて選択する必要があります。例えば，人の産婦人科で使用する手術器具のほとんどは小動物臨床では使えません。また，整形外科手術器具についても，一昔前は人用の小サイズのものを使用していましたが，動物の小型化が進んだことからさらに小さい器具が必要となって，今では各メーカーから小動物専用の極小の器具が多数販売されるようになってきました。そのため，インプラントなどで人用のものを使用することはほとんどなくなっています。

　手術器具は下記のいずれかの目的で作られています（図1-2-1）。各器具の詳細はChapter 2で述べますが，それぞれの目的をよく理解した上で用いなければなりません。

　①切断・切開…メス，剪刀（せんとう）など
　②開く・牽引…開創器（リトラクター），鉤（こう）など
　③支持・保持…骨鉗子，組織鉗子など
　④広げる・探索する…ブジー，プローブなど
　⑤排出・カニュレーション…カニューレ，カテーテルなど
　⑥注入・注出…套管針，注射針など
　⑦縫合・結紮…縫合針・縫合糸，持針器，クリップなど

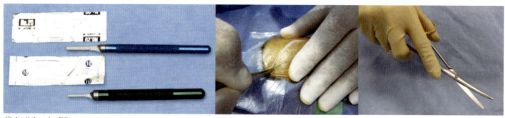

①切断・切開

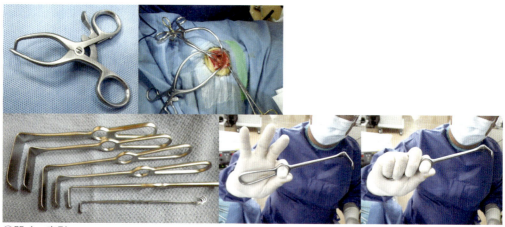

②開く・牽引

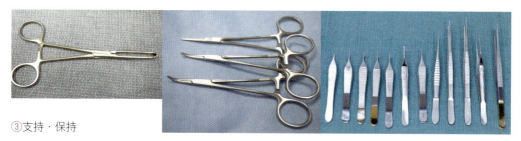

③支持・保持

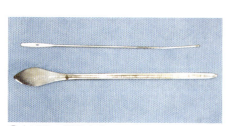

④広げる・探索する

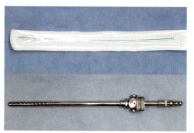

⑤排出・カニュレーション

Chapter 1 手術器具の基本

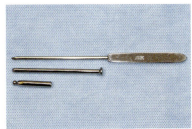
⑥注入・注出

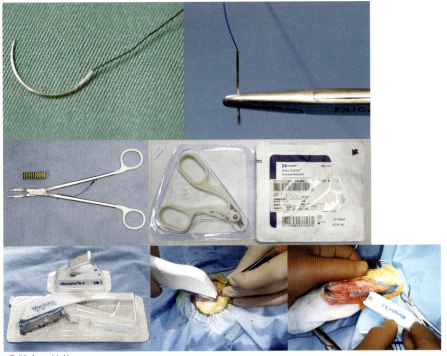
⑦縫合・結紮

図1-2-1 手術器具の目的

3

手術器具の取り扱い

　手術で使用する器具はすべて精巧に作られています。特に先端などの噛み合わせには寸分の狂いもなく，<u>先端が命と言っても過言ではありません</u>。手術を行う獣医師は器具の先端を使って仕事をするわけです。したがって先端の取り扱いには十分注意しなければなりません。特にマイクロサージェリーで使用する器具はたいへんデリケートな微細構造となっていますので，わずかな衝撃でも簡単に変形または破損してしまいます。そうなれば修理が必要となり，場合によっては使用不可能になってしまいます。高額な器具ですので正しく優しく取り扱ってください。

◆①新品を購入したときの取り扱い
　新品の鋼製器具を購入すると必ず取扱説明書が添付されています。そこにはたいへん重要なことが書かれています。ほぼすべての鋼製器具は，使い始める際，いきなり滅菌するのではなく，手術後に洗浄するのと全く同じ作業で1度洗浄してから使用するようにと書かれています。これは新品に限らず，修理や研磨に出した後，初めて滅菌する場合も同様です。つまり未使用の状態で保存しておくためのオイルや細かいゴミなどが器具に付着しているため，それを取り除く必要があるからです。袋から出してそのまま滅菌しないようにくれぐれも注意してください。ただし最近は，脱脂が不要な製品も販売されているため，取扱説明書を熟読してから使用するようにしてください。

◆②滅菌時の注意点
　<u>手術は滅菌に始まり滅菌に終わります</u>（**表1-3-1**）。「動物だから感染に強い」「抗生

表1-3-1	滅菌なくして手術なし
・汚染したと思われたら，それは汚染物として取り扱う ・清潔と不潔の区別 　・清潔：滅菌されている状態 　・不潔：未滅菌の状態 　　・滅菌の重要性を認識する 　　・消毒と滅菌を区別する ・抗生物質に頼らない	

物質を使えば大丈夫」という話を聞くことがあるかもしれませんが，それらの意見はすべて誤りです。滅菌に対する教育は動物病院の全スタッフで徹底されなければなりません。スタッフの1人でも滅菌の知識が欠落すると，すべてが台無しになります。

　滅菌時に最初に行うことは，器具に汚れや破損がないかを目視で確認することです。確実な滅菌を行うためには，器具は目で見ても清浄であることが必要不可欠なのです。

　通常，動物病院においては，滅菌には，高圧蒸気滅菌器(オートクレーブ)，酸化エチレンガス(ethylene oxide gas：EOG)滅菌器あるいはホルマリンガス滅菌器が使用されます(図1-3-1)。すべての鋼製器具はオートクレーブで滅菌できますが，プラスチックや樹脂など高温に耐えられない器具はガス滅菌を行います。器具によってはガス滅菌が不可の物もありますので，取扱説明書を熟読してください。

　手術器具の滅菌は，専用のコンテナーに入れて行う場合と，滅菌バッグに入れて行う場合があります(図1-3-2)。滅菌バッグを使用する場合，滅菌物よりも2〜3cm長くバッグを切ります(図1-3-3)。また，厚みのある滅菌物にはギャゼットタイプのバッグを使用します(図1-3-4)。滅菌バッグを長めに切る理由は，取り出すときのスペースを作るためです(図1-3-5①)。端ギリギリにシールがあると，とても開封しにくく，手間取ります。また，滅菌バッグは開封する方向が決まっています。滅菌バッグに印刷されている矢印の方向に開封します(図1-3-5②)。反対方向に開封すると破けてしまうことがあり，きれいに開封できません。

　滅菌バッグをシールする器械(シーラー)にはハンディ型(図1-3-6①)，コンベア型や卓上型(図1-3-6②)などがあります。ハンディ型はレバーを人の手で押してシールするタイプです。ハンディ型シーラーにはシール幅が2種類(2mmと5mm)ありますが，幅が広い方がシールの強度が上がります(図1-3-7)。シーラーに通電したときにランプが光り，その後，消灯しますが，消灯してから数秒間そのまま圧迫するのがコツで，クーリングといいます。このクーリングが接着力を高めます(図1-3-8)。コンベア型(自動式)のシーラーでは，シールする部分がベルトコンベアによって自動で吸い込まれ，シールが完了します(図1-3-9)。

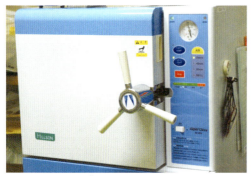
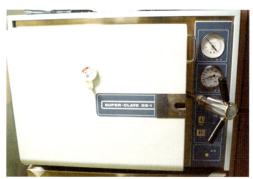

①オートクレーブ　　　　　　　　　　　②ガス滅菌器

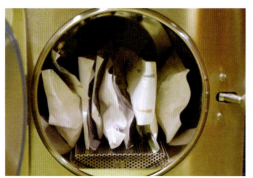
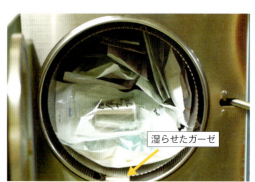

③オートクレーブ　　　　　　　　　　　④ガス滅菌器

図1-3-1 オートクレーブとガス滅菌器

主な滅菌器として高圧蒸気滅菌器（オートクレーブ）とガス滅菌器がある（①②）。
外見は同じような形態をしているが，使い方は全く異なる。オートクレーブの場合は滅菌物を縦に並べる必要がある（③）。その理由は，高圧蒸気が下から対流するため，滅菌物を横に入れると，その場所で高圧蒸気が留まり，滅菌物全体に均等に行きわたらなくなって，滅菌不良の原因となるからである。
酸化エチレンガス（EOG）滅菌では，チャンバー内を1回真空状態にして，その後にEOGを注入するため，滅菌物すべてにEOGが行きわたる。
したがって，オートクレーブのように厳密に並べる必要がない（④）。
EOG滅菌で注意しなければならないことは，適度な湿度が必要であること。通常サイズのチャンバーであれば，十分に湿らせたガーゼ1枚を一緒に入れる（④）。

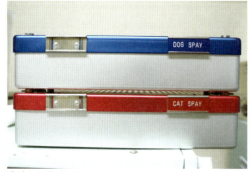

①専用のコンテナー　　　　　　　　　　②滅菌バッグ

図1-3-2 専用のコンテナーと滅菌バッグ

Chapter 1 手術器具の基本

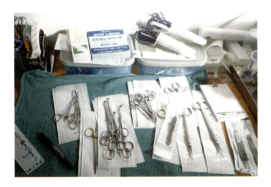

図1-3-3 滅菌バッグのサイズ
滅菌物よりも2〜3cm長くバッグを切る。

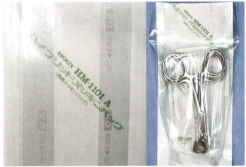

図1-3-4 ギャゼットタイプのバッグ
厚みのある器具などに使用する。表面のビニールの両端が折りたたまれていて膨らむようになっている。

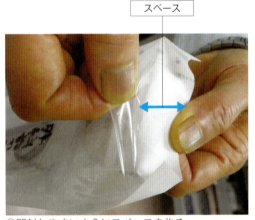

①開封しやすいようにスペースを作る

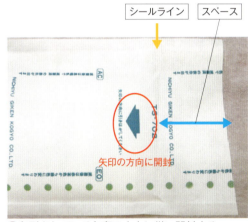

②印刷されている矢印の方向に従い開封する

図1-3-5 滅菌バッグを破る方向

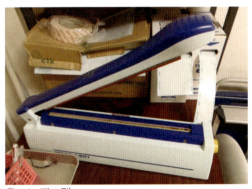

①ハンディ型

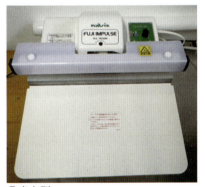

②卓上型

図1-3-6 シーラー（ハンディ型，卓上型）
レバーを押して滅菌バッグをシールする。

17

3 手術器具の取り扱い

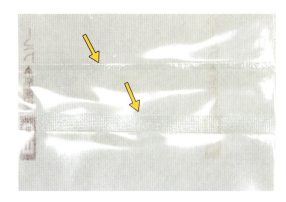

図1-3-7 シールの幅
上が2mm，下が5mm。

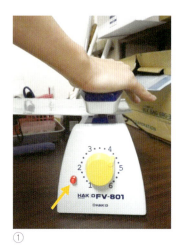
①

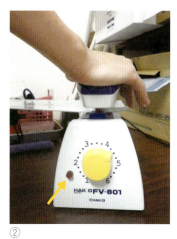
②

図1-3-8 シーリングのコツ
ランプが光っていることを確認し（①），ランプが消えた後，数秒間そのまま圧迫する（②）。シール後のクーリングが接着力を高める。

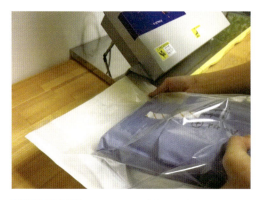

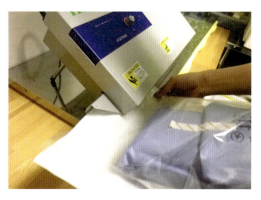

図1-3-9 コンベア型（自動式）のシーラー
シールする部分がベルトコンベアによって自動で吸い込まれ，シールされる。

Chapter 1 手術器具の基本

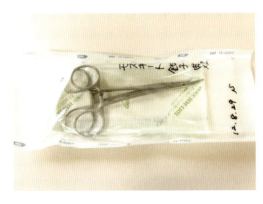

図1-3-10 二重でパッキング
二重にすることで，バッグの破損による滅菌不良を減らすことができる。

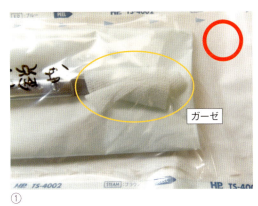 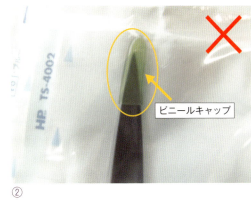

① ②

図1-3-11 器具先端の保護
①ガーゼで保護すると滅菌不良にはならない。
②ビニールキャップと器具が密着し，その部分が滅菌不良を起こしてしまう。

　滅菌バッグを使用する場合には，必ず二重でパッキングします。そうすることでバッグの破損による滅菌不良を減らすことができます(図1-3-10)。
　オートクレーブで滅菌する場合，スプリング機能を有するラチェット部はできるだけ解放した方がよいです。強くラチェットを掛けたままで滅菌すると，高温により金属が焼き戻しの状態になり，スプリングとしての作用が弱くなってしまいます。止血鉗子，持針器，組織鉗子などラチェットのある器具すべてです。また，鑷子なども開放状態にして滅菌します。
　先端の尖った鋼製器具の場合には，先端を保護しなければ滅菌バッグを簡単に突き破いてしまいます。過去にはビニールキャップが販売されていましたが，ビニールキャップと密着する部分が滅菌不良を起こしてしまいますので，使用しないようにしましょう。簡単な方法としては，ガーゼを用いることで先端を保護することができます(図1-3-11)。また，マイクロサージェリーで使用するたいへん繊細な鋼製器具を滅菌す

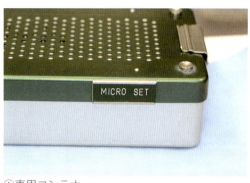
①専用コンテナー

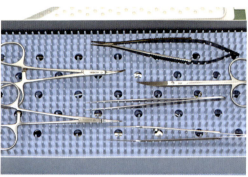
②シリコンマット

図1-3-12 マイクロサージェリーで使用する器具の先端の保護
必ず専用のコンテナー（①）とシリコンマット（②）を用いること。

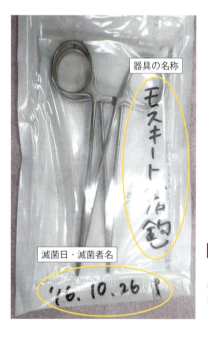

図1-3-13 器具の名称・滅菌日・滅菌者名を記入
器具の名称を書くことで，それぞれの器具の正しい名称を覚えることができる。滅菌者名を記入することで，より強い責任感が芽生える。

る際は，先端の保護が最も重要です。そのため，専用のコンテナーとその中に敷くシリコンマットが必需品となります。滅菌バッグを使って滅菌するのではなく，必ず専用のコンテナーを用いて滅菌してください（図1-3-12）。

　パッキングが終われば，滅菌バッグに，中に入っている器具の名称と滅菌日・滅菌者名を記入します（図1-3-13）。そうすることで器具の名称を確実に覚えることができますし，スタッフ同士の情報共有にもつながります。

　滅菌されているかどうかは，インジケーターで判断します。滅菌後に色が変わっていなければ滅菌不良ですので使用してはいけません。

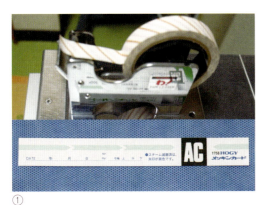

①

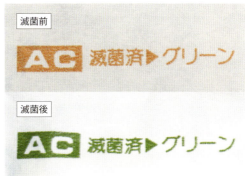

②オートクレーブ使用時

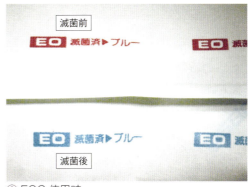

③EOG使用時

図1-3-14　滅菌の確認：インジケーター
①テープ型（上）とカード型（下）インジケーターがある。
②滅菌前後の色の変化（オートクレーブ使用時）。
③滅菌前後の色の変化（EOG使用時）。
滅菌ができれば変色する。

　一般的に滅菌バッグにはオートクレーブ用と酸化エチレンガス（EOG）用の両方のインジケーターが印刷されています（図1-3-14）。

　滅菌した器具の保管についても注意が必要です。滅菌バッグは湿度を嫌うため，乾燥している場所に置いてください。タッパーを活用すると，器具の種類ごとに分類して保管できますし，場所も取らず，取り出しも簡便に行えます（図1-3-15）。

◆③使用時の注意点

　鋼製器具は使用目的に沿って作られていますので，使用目的以外に用いると，破損，変形などを来し使用できなくなることがあります。もちろん目的外使用でも十分使用可能な場合も多々あります。例えばコッヘル鉗子が好例です。コッヘル鉗子はもともとは止血鉗子ですが，組織の剥離操作や，チューブを止めたり，縫合糸を支持したり，ガーゼやドレープ類の固定など様々な使い方ができます。しかしコッヘル鉗子も，その構造や強度を度外視した使い方をすると簡単に破損や変形をしてしまいます。コッヘル鉗子を骨の把持に使用しているのを時折見掛けますが，器具にとっても骨にとっても決してよいことではありません。使用する器具の特性を十分に理解して使用しなければなりま

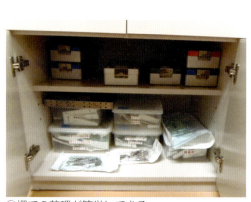
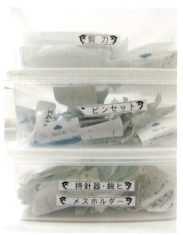

①棚での整理が簡単にできる　　②タッパーに器具名を書いたシールを貼ることで一目瞭然となる

図1-3-15 滅菌器具の保管
タッパーを活用すれば，器具の整理がしやすく，乾燥保存にもなる。

せん。それぞれの器具の特性については，Chapter 2 で解説していきます。

◆④洗浄時の注意点（図1-3-16）

　使用後の鋼製器具は，水流とブラシで物理的に血液や蛋白質を洗い流します。続いて，専用の洗剤で汚れを落とします。洗剤と超音波洗浄器での洗浄後は，再び水流で洗剤を洗い流します。その後，錆止め液に浸して自然乾燥させます。

　刃物類は不適切な取り扱いによりすぐに切れなくなりますので，刃先は特に丁寧に扱います。刃物類を洗浄する際は，決して金属ブラシを刃の部分に掛けてはなりません。表面に傷が付き，汚れの付着や錆の原因にもなります。柔らかい布を使用して，拭き取るように汚れを落とします。血液の付着した鋼製器具は，手術中でも滅菌生理食塩液などで常に拭き取るようにしてください。

　また，ステンレス製品とチタン製品を同じ容器で洗浄してはいけません。接触させることも不可です。異種金属間では電位が発生して錆びてしまいます。

　マイクロサージェリーの器具を洗浄する際は超音波洗浄はせずに，手洗いで行います。超音波洗浄器では先端同士がぶつかり，破損の原因になります。

　繰り返しになりますが，鋼製器具は先端が命です。先端の保護には十分注意しなければなりません。

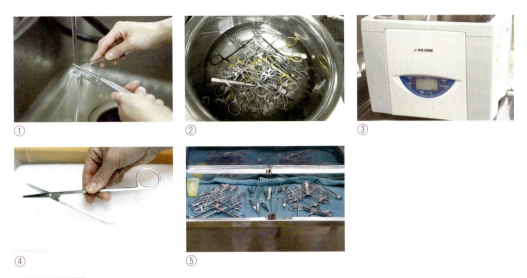

図1-3-16 洗浄時の注意

予備洗いとして,水流とブラシで,先端に付着している血液や蛋白質などを物理的に洗い落とす(①)。
次に,器具専用の洗剤に浸潤させて除蛋白を行う(②)。
除蛋白が終了後,専用洗剤が入った超音波洗浄器で洗浄する(③)。先端の尖っているものは,器具同士がぶつかり合って摩耗してしまうことがあるため注意する。特にマイクロサージェリーで使用する繊細な器具は超音波洗浄ではなく手洗いで行うこと。超音波洗浄が終われば,水流で洗剤を十分に落とす。
その後,ミルクテックなどの錆止め液に浸す(④)。器具全体にむらなく錆止め液が付いたらそのまま自然乾燥させる(⑤)。手術セットごとに並べて乾燥させれば,セットを組むときに楽で,間違いなくセット組みが行える。

4

手術前準備と片づけ

◆①手術前の準備

　手術は緊急手術と予定手術に分けられます。予定手術では手術の前日に必要な手術器具と手術消耗品を揃えておかなければなりません（図1-4-1）。手術当日に不足があれば，手術を中止しなければならないこともあります。手術の前日には術式をシミュレー

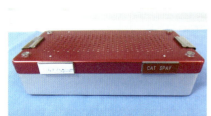

①避妊手術セット

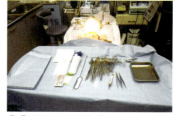

②①のセットの中身

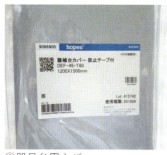

③器具台用カバー
　（使い捨て：ディスポ）

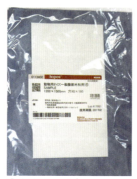

④有窓ドレープ
　（使い捨て：ディスポ）

図1-4-1　手術前の準備
予定手術では手術前日に必要な手術器具と手術消耗品を揃えておく。写真は避妊手術セット。

ションして，万全を期さなければなりません。特に整形外科手術では特殊な器具や消耗品を多数使用しますので，入念な準備が必要となります。また，術中に術式を余儀なく変更しなければならないこともありますので，それらの器具や器材，消耗品も準備しておく必要があります。

緊急手術の場合には，あらかじめ滅菌バッグされていた手術器具を選択して使用します。オートクレーブで急速滅菌を行ってもよいのですが，滅菌直後はたいへん熱くなっていますので，冷えてから使用しなければ火傷をしてしまいます。

Column **手洗い・術部洗浄**[1]

手術に際し最も基本となる手洗いと術部洗浄についておさらいしていきます。

手洗いの際は水道水を使用して，一般的な石鹸で予備洗いをします。ブラシは使用せず，もみ洗いを3回繰り返します。一般的なペーパータオルを使用して水分を拭き取ります。ここまでの行程では滅菌操作は必要ありません。最後に速乾性手指消毒剤をまんべんなく手指にすり込みます。また，使い捨ての手洗い用スポンジも販売されていますので，これを利用してもよいでしょう。これにはスポンジの反対側にブラシが付いていて，爪の汚れを取る専用のスティックも添付されています(図1-4-2)。

動物の術部を洗浄する際は，術部を大きく毛刈りし(感染の原因になりますので，剃刀で剃毛してはいけません。クリッパーを使用した剪毛だけで十分です)，消毒用スクラブで洗浄します。素手ではなく，必ず手袋を装着してください。微温湯でスクラブを洗い流します。消毒用スクラブによる洗浄と洗い流しを3回繰り返します(図1-4-3)。手術室に運んだ後は，ポピドンヨードで術部の消毒を行います。

Column **ガーゼの確認**

手術前の準備のうち，もう1つ重要なことにガーゼの確認があります。ガーゼの枚数を必ず決めておかなければなりません。コンテナーの中には何枚，滅菌バッグには何枚というように決めて，滅菌バッグには枚数を記載します(図1-4-4)。そして，<u>手術前と手術後には必ずガーゼの枚数を確認</u>します。人が行う作業ですので，間違いも起こりえます。手術前と手術後の枚数が異なることがあってはなりません。そのため，手術前に確実に確認しておくことが重要です。

◆②**手術後の片づけ**

手術が終われば，手術器具を速やかに片づけます。血液や蛋白質が付着した器具をいつまでも放っておくようなことがあってはなりません。手術器具の洗浄は下記の手順で行います。洗浄時の注意点は前述のとおりです。

4 手術前準備と片づけ

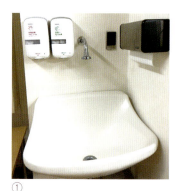
①
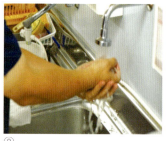
②
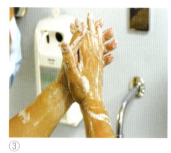
③
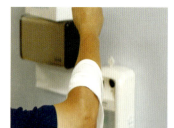
④
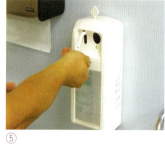
⑤

図1-4-2　手洗い

水道水を使用して、石鹸で予備洗いをする（①②）。ブラシは使用せず、もみ洗いを3回繰り返す（③）。ペーパータオルを使用して水分を拭き取る（④）。ここまでは滅菌操作は必要ない。最後に速乾性手指消毒剤をまんべんなく手指にすり込む（⑤）。
市販されている手洗い用のスポンジを利用してもよい（⑥⑦）。これはスポンジと反対側にブラシが付いていて、爪の汚れを取る専用のスティックも入っている（矢印）。

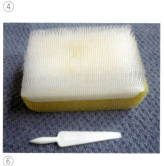
⑥
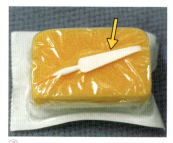
⑦

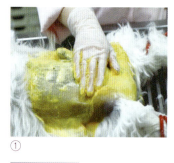
①
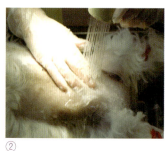
②
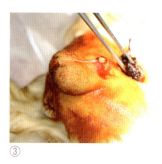
③

図1-4-3　術部洗浄

術部を大きく毛刈りして消毒用スクラブで洗浄する。素手ではなく、必ず手袋を装着すること（①）。微温湯で消毒用スクラブを洗い流す（②）。消毒用スクラブによる洗浄と洗い流しを3回繰り返す。③は術部の消毒。ポピドンヨード液含浸綿球で術部を中心から外側に向かって消毒する。後戻りはしないこと。

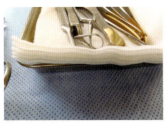
①コンテナー

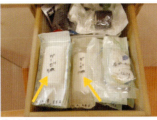
②滅菌バッグ

図1-4-4 ガーゼの確認
（手術前と手術後に枚数を確認）
ガーゼの枚数を必ず決めておくこと。コンテナー（①）の中には何枚，滅菌バッグには何枚というように決めて，滅菌バッグには枚数を記載する（②矢印）。手術前と手術後に必ずガーゼの枚数を確認しなければならない。

○水流で血液などを洗い流す。
○規定濃度の浸潤用洗浄剤を入れた水に器具を浸す。
○デリケートな器具は手洗いする。
○水洗いする。
○超音波洗浄器に専用の洗剤を入れて洗浄する。
○水洗いする。
○錆止め液に浸潤させる。
○自然乾燥させる。

参考文献

1) 針原康：手術医療の実践ガイドライン．手術と感染防止．手術医学，34：suppl：S58-S63，2013．

Chapter 2
主要な手術器具

1 メス

2 剪刀
   <small>せんとう</small>

3 持針器(把針器)

4 鑷子
   <small>せっし</small>

5 鉗子

6 開創器

7 縫合針

8 縫合糸

9 ドレープ

10 マイクロサージェリー

1 メス

 組織を切開する上でメスは絶対に欠かせません。メスは歴史的に古くから使用されてきた，伝統的な手術器具です。メスという名称は，オランダ語の mes（ナイフという意味）に由来し，日本語です。英語では scalpel といいます。現在では，大きく分けて以下の5種類あります。
　○金属メス
　○電気メス
　○超音波メス
　○レーザーメス
　○ウォータージェットメス（特殊）
　本書では，一般的に使用される，金属メス，電気メス，超音波メスについて解説していきます。

◆①金属メス

　金属メスは最も一般的に使用されている金属刃のメスです。私たちが普段使用している金属メスは使い捨てタイプであり，刃のみを使い捨てるタイプと，ハンドル（柄）まで含めて使い捨てるタイプがあります（**図2-1-1**）。どちらを選ぶかは，術式や術者の好みによって変わってきます。替え刃は通常，形状や大きさによってNo.10～15とNo.20～25に大別されます（**図2-1-1**①）。その他，マイクロサージェリーや眼科手術で使用される特殊な金属メスもあります（**図2-1-2**）。
　金属メスの刃は，触れただけで切れてしまうほどたいへん鋭いため，取り扱いには十

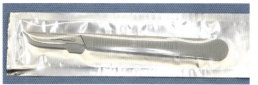

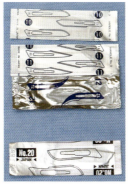

②ハンドル（柄）まで使い捨てるタイプ

①替え刃

図2-1-1　金属メス

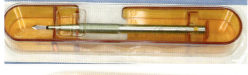

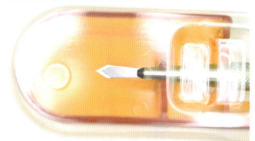

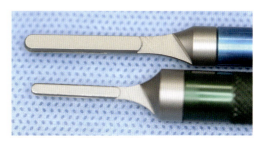

図2-1-2　マイクロサージェリーや眼科手術で使用される特殊な金属メス

図2-1-3　ナイフハンドル（上：4番，下：3番）

分な注意が必要です．また，使用後の金属メスには血液や蛋白質が付着していますので，動物から人への感染症予防のためにも直接，刃に触れないよう慎重な取り扱いが必要です．刃のみを使い捨てるタイプでは，刃を指でハンドルから抜き取らず，必ずペンチや持針器，専用の器具を用いて行います．

　替え刃の種類によって金属メスのハンドルの部分も変わります．違いは替え刃を入れ込む溝のサイズで，No.10～15の替え刃に使用する3番というハンドルと，No.20～25の替え刃に使用する4番というハンドルがあります（図2-1-3）．ハンドルを取り間違えると替え刃が入りません．小動物臨床ではNo.10，11の替え刃と3番のハンドルおよびNo.20の替え刃と4番のハンドルが主に使用されています．

◆②電気メス

　電気手術器（electro-surgical unit：ESU）が電気メスの正式な名称です．電気メスは，本体・ハンドピース・メス先電極・対極板・フットスイッチが基本構成となります（図

1 メス

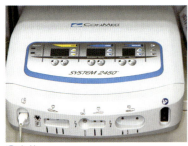
①本体

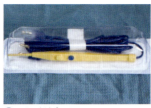
②ハンドピース

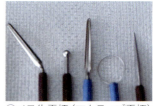
③メス先電極(アクティブ電極)

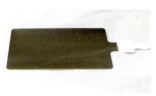
④対極板

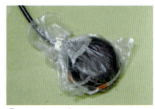
⑤フットスイッチ

図2-1-4 電気メスのシステム
本体・ハンドピース・メス先電極・対極板・フットスイッチの基本構成。

2-1-4)。本体から高周波電流が発生し，メス先電極から対極板に向かって電流が流れる原理です。メス先電極と生体組織の接触部に電流が集中し，そこで発生するジュール熱(導体に電流が流れると電子が導体の中の原子や分子とぶつかって熱が発生する。これをジュール熱という。イギリスの学者・ジュールが発見したため，この名称が使われている)の作用を利用するものです。局所での作用時の温度は200～400℃といわれています[1]。

電気メスは0.3～5 MHzの高周波電流によって，切開(cutting)・凝固(coagulation)・混合(blend)を行います。高周波電流の放電波形の違いにより，機能(切開・凝固・混合)が変化します(図2-1-5～7)[1]。

出力方式には，モノポーラ(monopolar；単極)モードとバイポーラ(bipolar；双極)モードの2方式があります(図2-1-8, 9)。

メス先電極は通電可能な所が長く，目的外の生体組織と接触して事故を起こすことがあります。刃先はできるだけ短く露出するように，不要な刃先を絶縁体であらかじめ隠しておきます(図2-1-10)。特に深い所で操作するときには，必ず不要な刃先部分を絶縁体で覆って使用するようにします。

通常のモノポーラモードでは，切開・凝固の切り替えをハンドピースにあるスイッチで行います。

切開をするときは，メス先電極と生体組織の接触面積を最小限にすることがコツです(図2-1-11)。

凝固には直接凝固法と接触凝固法があります。直接凝固法では，出血部にメス先電極

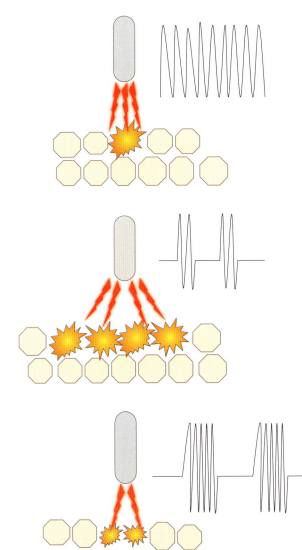

図2-1-5 電気メスの機能：切開（cutting）

連続的な放電によって一定の高エネルギーのジュール熱が発生し，メス先電極接触部の組織液が瞬時に蒸散し，細胞が飛散して組織が切開される。切開の場合の出力波形は連続したものとなる。

図2-1-6 電気メスの機能：凝固（coagulation）

瞬時的な放電によりエネルギー量を切開モードより抑えて，低い組織温度で出血部位の蛋白変性を起こさせて凝固止血する。また，約2倍の電圧をかけることでスプレー状の火花を放出させるスプレー凝固も可能。凝固の場合の出力波形は断続波（バースト波）となる。

図2-1-7 電気メスの機能：混合（blend）

断続的な放電によるジュール熱により切開と凝固を同時に行う。切開・凝固それぞれの単独使用にくらべパワーが減弱するが，この混合が最も多く使用される。

を直接当てて凝固します。接触凝固法では，出血部を鑷子（ピンセット）や鉗子で挟み，そこにメス先電極を当てて凝固します（図2-1-12）。接触凝固法の場合，手術用の手袋が破損していると，術者本人に電流が流れ，熱傷の原因になります。また，分流が起こることがあり，目的以外の所で生体組織が焼けてしまうことがありますので，くれぐれも慎重に操作する必要があります。スプレー凝固では通常の2倍の電圧をかけて，メス先電極を生体組織に接触させず，広く放電させることで広範囲の凝固が行えます。

モノポーラモードにおいて，切れない理由で最も多いのが，対極板と生体の接触問題です。出力を上げる前に（上げすぎないよう）対極板を確認してください。また，切れな

1 メス

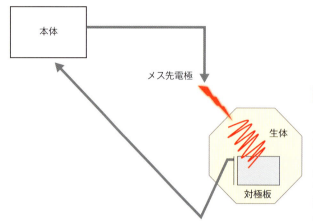

図2-1-8 電気メスの出力方式：
モノポーラ(単極)モード

メス先電極に高周波電流を通電し，生体内を通過した電流を対極板で回収して本体に戻すモード。そのため対極板と動物の体の接触面積を広くして，電流を拡散させる必要がある。接触面積が狭いと，高周波電流が局所に集中して熱傷の原因となる。

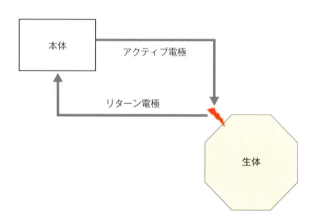

図2-1-9 電気メスの出力方式：
バイポーラ(双極)モード

鑷子型や鋏型の電極があり，それらで挟まれた局所に高周波電流が流れ，組織を凝固する。鑷子や鋏の先端の2本がアクティブ電極で，同時に対極板の役割をしているため，対極板が不要。電流が体内を通過することがないことから，安全性が高い出力モードといえる。脳神経外科や眼科，マイクロサージェリーなどに使用される。

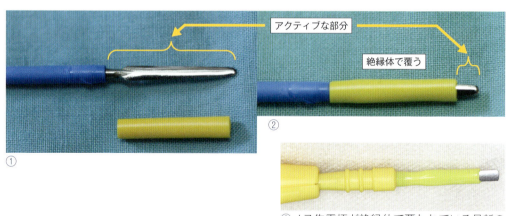

③メス先電極が絶縁体で覆われている最新のハンドピース先端

図2-1-10 電気メス：刃先

電気メスの先端（メス先電極）は一般的に①のような形状をしているが，使う場所は先端のみであり，アクティブな部分すべてを使うことはない。しかし，電流はアクティブな部分には流れているため，組織と接触すれば当然，切れたり凝固したりしてしまう。そのような事故が起こらないよう余分な部分を絶縁体で覆い隠す（②）。最新のハンドピース先端では最初からメス先電極が絶縁体で覆われている（③）。

いからといって，メス先電極を強く当てても何の意味もありません。

対極板に濡れたガーゼを被せて，通電をよくしますが，そのときに注意することは，生理食塩液で湿らせることです（図2-1-13）。水道水では通電が弱くなり，切れ味が落ちます。注意点として，下のマットなどが濡れないように大きめのビニールなどを対極板の下に敷くようにします。

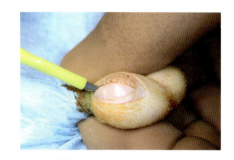

図2-1-11 電気メス：切開
メス先電極と生体組織の接触面積を最小限にする。切れないからといって，強く当てても意味がない。切開または混合で行う。

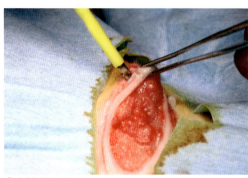
①直接凝固法

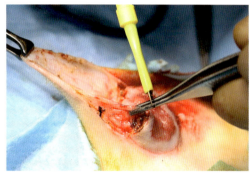
②接触凝固法

図2-1-12 電気メス：凝固
直接凝固法では，出血部にメス先電極を直接当てて凝固を行う（①）。接触凝固法（②）では出血部を鑷子や鉗子で挟み，そこにメス先電極を当てる。接触凝固法の場合には，凝固機能ではなく，切開機能を使う。鑷子や鉗子をしっかり握り，メス先電極を当ててからスイッチを入れるようにする。

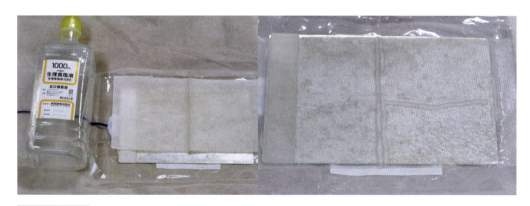

図2-1-13 電気メス：対極板
切れないからといっていきなり出力を上げるのではなく，まずは対極板を確認すること。対極板と生体との接触面積をできるだけ大きくして，電流が通りやすいように対極板を濡らしておくことが重要。このときは水道水ではなく生理食塩液を用いる。

1　メス

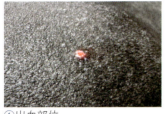
①出血部位

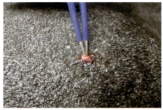
②軽く挟んで通電

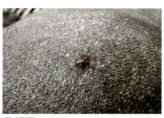
③凝固

図2-1-14　バイポーラモード：凝固
鑷子の先で出血部位を軽く挟んで通電する。

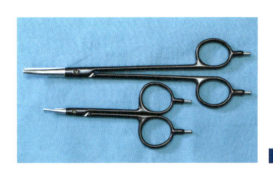

図2-1-15　バイポーラシザース（剪刀）

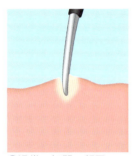
①通常の切開・凝固

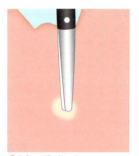
②ピンポイント

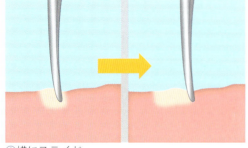
③横にスライド

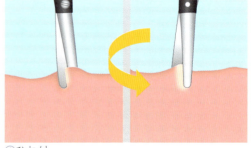
④ひねり

図2-1-16　バイポーラシザースの使用法
通常の使い方（①）以外にも，メス先電極を閉じた状態でピンポイントに凝固する方法（②），組織を挟んで横にスライドさせる方法（③），ひねる方法（④）などがあり，手術内容によって臨機応変に使い分けられる。

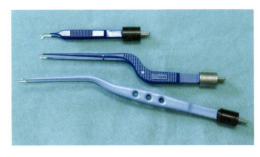

図2-1-17 鑷子型のバイポーラ
脳・脊髄神経手術や眼科手術などで使用される。

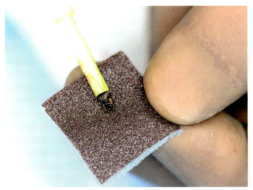

①メス先電極に付着した炭化物

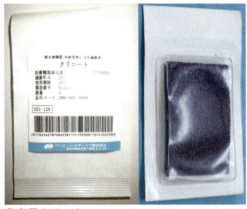

②専用クリーナー

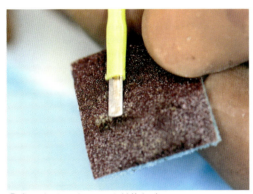

③専用クリーナーでそぎ落とす

図2-1-18 メス先電極に付着した炭化物のクリーニング
メス先電極に付着した炭化物は専用クリーナーでそぎ落とす。

　バイポーラモードでは，鑷子の先で出血部位を挟んで通電します（図2-1-14）。通電はフットスイッチでの操作となります。生体組織をたくさんつまんでしまうと凝固不良を起こします。つまむのではなく軽く挟むようにします。バイポーラシザース（剪刀，図2-1-15）では刃の部分に通電され，剪刀で切開しながら通電により組織を凝固させます。バイポーラシザースの様々な使用法を図2-1-16に示します。また，脳・脊髄神経手術や眼科手術などでよく使用される鑷子型のバイポーラを図2-1-17に示します。

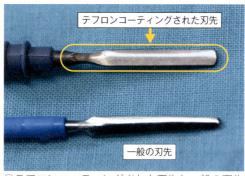
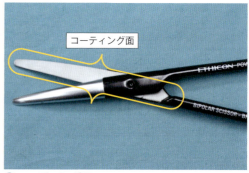

①テフロンコーティングされた刃先と一般の刃先　②コーティング面

図2-1-19　刃先のコーティング

刃先にテフロンコーティングを施すことで，熱で炭化した組織が付着しづらくなっている（①）。バイポーラシザースでは刃の内側がコーティングされている（②）。テフロンコーティングはクリーナーで擦ると剥がれてしまうので，擦らずにこまめに滅菌生理食塩液で拭き取るようにする。

　モノポーラ，バイポーラともに，使用中にメス先電極に炭化物が付着し，通電不良を起こしますので，クリーニングが必要です（図2-1-18）。専用クリーナーを使用してそぎ落とし，滅菌生理食塩液を含ませたガーゼで拭き取ります。一方，バイポーラシザースの刃先は，片側に絶縁体がコーティングされていますので，クリーナーで擦るとコーティングが剥がれ，通電領域が広がって危険です。刃先が切れなくなりますので，決してクリーナーで擦らないことが重要です。繰り返しになりますが，必ず滅菌生理食塩液を含ませたガーゼで拭き取るようにしてください。

　簡単にクリーニングできるよう，メス先にテフロンコーティングが施されたメス先電極（使い捨て）も市販されています（図2-1-19）。テフロンコーティングされている刃先はクリーナーで擦らず，こまめに滅菌生理食塩液で拭き取るようにします。コーティングされていても，使用すると刃先のコーティングが剥がれますので，1回限りの使い捨てにしてください。

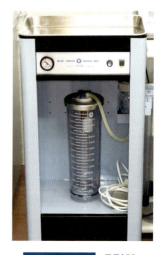

図2-1-20　吸引器

　その他の注意点として，<u>電気メスを使用したときに発生する煙は，人体に有害な窒素酸化物を含むため，直接吸い込むことのないようにしなければなりません</u>。吸引器などを使うことも1つの方法です（図2-1-20）。

◆③超音波メス

　超音波凝固切開装置（ultrasonically activated device：USAD）が超音波メスの正式な

Chapter 2 主要な手術器具

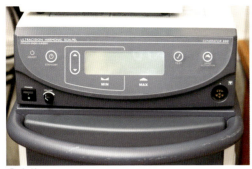
①本体

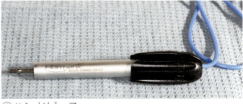
②ハンドピース

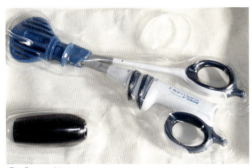
③ブレード

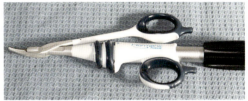
④ブレードをハンドピースに接続したところ

図2-1-21　超音波メス

名称です。超音波メスは，内視鏡下手術での切開・剥離・止血などの操作を安全に行うために開発された装置で，超音波振動のエネルギーで凝固と切開を同時に行うことができます（図2-1-21）。人では1991年，Joseph F. Amaralによって世界で初めて腹腔鏡下胆嚢摘出手術で使用されました[2]。日本にはその1年後の1992年に紹介され，多くの病院で使用されるようになりました。小動物臨床においては，動物専用のブレードがないため使いづらい（ブレードが長すぎる）面もありましたが，最近では直視下手術用の短いブレードもあるため，動物の手術においても十分に使用可能です。

　超音波メスは，本体のハンドピース，ケーブル，ブレードで構成されています。本体で発生させた電気エネルギーをケーブルで伝達して，ハンドピースに内蔵されたトランスデューサーで超音波振動に変換してブレードに伝達します[3]。

　次に原理ですが，周波数は23.5〜55 KHzで，ブレードでの振幅は50〜100 μmに増幅されます。このときブレードで発生する摩擦エネルギーは9,000〜10,000 μNtで，この摩擦エネルギーが組織に接触すると，局所的な圧力が加わります[4]。

　切開の原理については，機械的な力で組織が弾性限界以上に伸展されることと，キャビテーション（Cavitation）効果によって組織の離断が起こります[5]。

　キャビテーションとは，直訳すると空洞化あるいは空洞形成といいます。超音波振動

表2-1-1 超音波メスのメリット（電気メスとの差）

- 低温であるため，組織に対して必要以上に熱損傷を与えず，組織炭化が少ない
- 煙が出ない
- 多少出血していても止血できる
- 血流の多い組織の切離でもほとんど出血しない
- 通電による神経や筋肉の刺激がない
- 深い所での切開・剥離・止血ができる
- キャビテーション効果がある
- 対極板が不要

によって，組織中に小さな気泡による気洞や空洞が生じます。このキャビテーションが超音波メスの大きな特徴となります。この空洞は手術操作する上でたいへん役に立ちます。つまり，剥離しにくい組織を瞬時に剥離してくれるからです。このキャビテーションによって起こる効果のことをキャビテーション効果と呼んでいます。

日頃の手術で，組織を分離する場合に生理食塩液を組織間に注射して結合組織を膨らませると，剥離が容易になりますが，その手間が省けるという感じです。実例をあげると，乳腺腫瘍の手術のとき，乳腺組織のみを体幹から剥離するのがとても楽に行え，かつ乳腺組織のみをきれいに剥離することができます。前胸部乳腺組織でも胸筋ときれいに剥離できます。つまり，乳腺組織と体幹の筋膜の結合部にキャビテーション効果が起こり，乳腺と筋膜の間に空洞が形成されて楽に剥離ができるのです。

凝固は，組織の蛋白質の水素結合が破壊されて粘着性のコアギュラムという物質に変性し，血管をシールすること，および低温（約80℃）による蛋白質変性によって完了するといわれています[6,7]。

超音波メスが電気メスにくらべて優れている点を**表2-1-1**に示します。それぞれの特長を押さえた上で使用しましょう。

参考文献

1) Spencer A. Johnston, Karen M. Tobias (2018): Veterinary Surgery: Small Animal, 2nd ed, pp.200-205, Elsevier.
2) 窪田敬一，万代恭嗣，大友裕美子，他：新しい切開器具 Harmonic Scalpel の腹腔鏡下胆嚢摘出術への応用. 臨外, 48：807-810, 1993.
3) 椎葉健一，平賀雅樹，薄井賢幸，他：超音波凝固切開装置（ハーモニック・スカルペル）. 消化器外科, 23：578-587, 2000.
4) 川畑佳樹：超音波手術装置ハーモニック・スカルペルの特徴と基本原理. 日鏡外会誌, 2：228-233, 1997.
5) Amaral, J. F.: The experimental development of an ultrasonically activated scalpel for laparoscopic use. *Surg. Laparosc. Endosc.*, 4: 92-99, 1994.
6) Kanehira, E., Omura, K., Kinosita, T., et al.: Development of a 23.5 kHz ultrasonically activated device for laparoscopic surgery. *Min. Invas. Therallied. Technol.*, 7: 315-319, 1998.
7) 俵藤正信，永井秀雄，大木準，他：超音波凝固切開装置；腹腔鏡手術における使用経験から. 手術, 53：837-842, 1999.

2
剪刀
せんとう

　剪刀には様々な種類があります（図2-2-1）。刃先が尖っているタイプ，刃先がカーブしているタイプ，刃先が丸いタイプ，細い刃をしているタイプ，厚い刃をしているタイプ，先端にフックが付いているタイプ，鋸状の刃をしているタイプなど，使用目的によって形状が異なります。また，長さも12 cmほどから30 cmを超える剪刀まで様々です。ここですべてを紹介することはできませんので，よく使用されている代表的な剪刀を図2-2-2〜8に，そして様々な刃先の形状を図2-2-9に示します。

◆①外科剪刀

　古くから使われている代表的な剪刀です。刃先の形状によって，両鋭曲（両方の刃先が尖っていて，カーブしているタイプ），両鋭直（刃先がストレートのタイプ），片鋭曲（片側の刃先のみ尖っていて，両刃ともカーブしているタイプ），片鋭直（ストレートタイプ），両鈍曲（両方の刃先が丸くなっていて，カーブしているタイプ），両鈍直（ストレートタイプ）があります。

　両鈍曲と両鈍直は多くの場合，糸や使い捨て（ディスポ）ドレープ，チューブ類などを切るときなど雑用として使用されます。クーパーと呼ばれている剪刀は，外科剪刀の両鈍曲で，長さが14〜16 cmのものを指します。クーパーという種類の剪刀は存在しません。別名・雑剪刀と呼ばれています。つまり雑用に使用する剪刀ということになります。人医療の中で自然と生まれてきた言葉のようです。

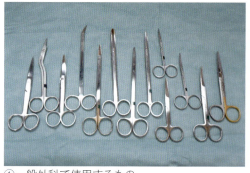

①一般外科で使用するもの

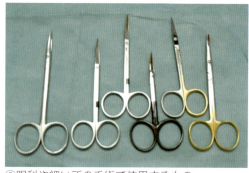

②眼科や細い所の手術で使用するもの

図2-2-1 様々な種類の剪刀

剪刀の目的は切るだけではない。組織分割すなわち剥離の操作にも使われる。一口に剪刀といっても限りなく種類がある。使用目的に合わせて，大きさ，全体の形状，刃先の形状など多くの工夫がなされている。

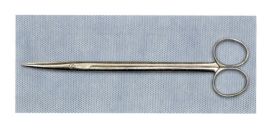

図2-2-2 メッツェンバーム剪刀

小動物臨床では最も使用頻度の高い剪刀。外科剪刀にくらべ全体的にスリムで薄い構造になっている。刃の先端は鈍で，ストレートとカーブの2種類ある。長さも12 cmほどから30 cmほどまでと様々。主に剥離しながら切開するという方法で使用され，特にデリケートな組織に用いる。

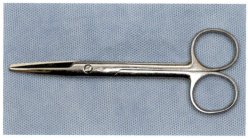

図2-2-3 メイヨー剪刀

メッツェンバーム剪刀を全体に太く厚くしたような形状をしている。両鈍の外科剪刀に似ているが，刃先がだんだん細くなっていくのが特徴。主に切開するときに大きな力が加わるような組織に使用する。また糸切りなどに使用している術者もいる。

◆②**メッツェンバーム剪刀**（図2-2-2）

　小動物臨床では最も使用頻度の高い剪刀です。外科剪刀と比較して，全体的にスリムで薄い構造になっています。刃の先端は鈍で，ストレートとカーブの2種類があります。長さも12 cmほどから30 cmほどまでと様々です。使用目的に応じて長さを決めます。この剪刀は主に剥離しながら切開するという方法で使用されます。特にデリケートな組織に用います。最近では刃先に色々な形状のものが出てきています。

◆③**メイヨー剪刀**（図2-2-3）

　メッツェンバーム剪刀を全体に太く厚くしたような形状をしています。両鈍の外科剪刀に似ていますが，刃先がだんだん細くなっていくのが特徴です。主に切開するときに

Chapter 2 主要な手術器具

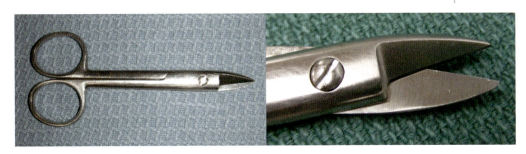

図2-2-4 ワイヤー剪刀
縫合用のワイヤーを切るために刃は短く厚く作られ，大きな力が加わるように工夫されている。

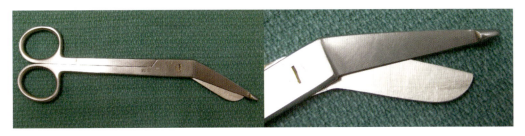

図2-2-5 包帯やギブスを切る剪刀
片刃が包帯やギブスの内側，すなわち皮膚に接する側に入るため，皮膚を傷付けないように先端が丸く加工されている。また，切りやすいように刃に角度が付いている。

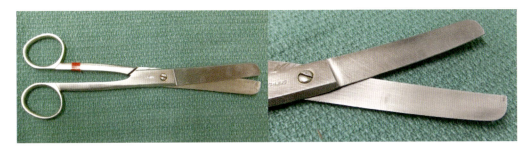

図2-2-6 毛を刈る剪刀
緩やかにカーブしていて，毛を刈るときに皮膚を巻き込まないように工夫されている。

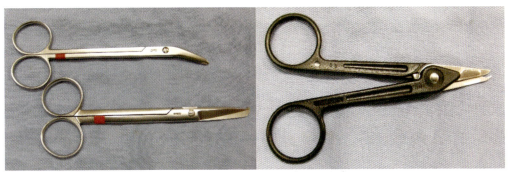

①一般的なタイプ　　　　　　　　　　②使い捨てタイプ

図2-2-7 抜糸剪刀

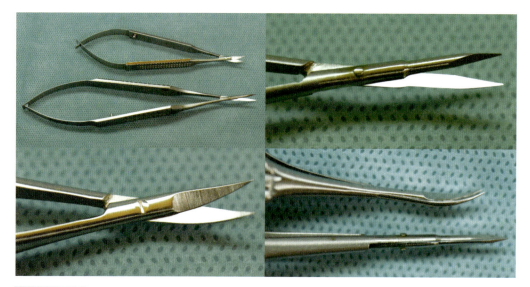

図 2-2-8 マイクロサージェリーで使う剪刀

血管手術や眼科手術などマイクロサージェリーの際に使用される剪刀。刃先は少し大きめのものから超マイクロまである。マイクロサージェリー用の手術器具はとてもデリケートであり，刃先を硬い物に少しぶつけただけでも使用できなくなるため，先端には十分注意しなければならない（使用後の洗浄時も同様）。

大きな力が加わるような組織に使用します。また雑用として糸切りなどに使用している術者もいます。

◆④ワイヤー剪刀（図2-2-4）

ワイヤー専用に開発された剪刀で，他の剪刀とくらべて刃先が短く厚いのが特徴です。切断するときにワイヤーが滑らないように，鋸の刃のような形状をしているものもあります。ワイヤー剪刀といえども，切るワイヤーの太さには限界がありますので，より太いワイヤーを切るときにはピンカッターなどを使用します。

◆⑤抜糸剪刀（図2-2-7）

縫合糸を切るために専用に開発された剪刀です。抜糸しやすいように，先端が糸を引っ掛けられるようにフック状に加工されています。刃そのものも緩やかにカーブしているため糸が滑りにくく，切りやすくなっています。

◆⑥眼科剪刀（図2-10-29）

一般的な名称の眼科剪刀は小さくて刃先の細いタイプのもので，眼科に限らず体の小さな動物でも使用されています。眼科領域の剪刀はその種類も多く，マイクロサージェリーで使用する主な剪刀はスプリングタイプです（Chapter 2-10 参照）。

Chapter 2 主要な手術器具

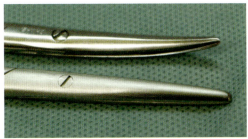
①上が曲，下が直（メッツェンバーム剪刀）

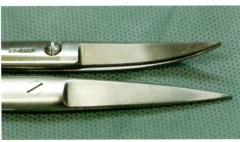
②両鋭

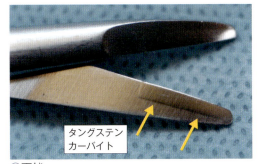
③両鈍（タングステンカーバイト）

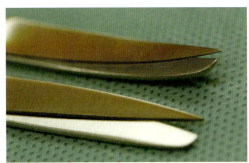
④片鋭片鈍

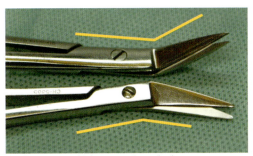
⑤ダンディー（上），ロッケン（下）

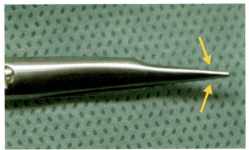
⑥デリケート

図2-2-9 剪刀の刃先の形状および柄・リングの色分け

剪刀の刃先には，真っ直ぐなものとカーブしているもの（①）の2種類ある。
さらに先端が両方とも尖っているもの（②両鋭），両方とも丸みをおびているもの（③両鈍），片側が尖っていて片側が丸いもの（④片鋭片鈍）がある。
特殊な形状の剪刀では，先端がカーブではなく真っ直ぐなまま角度の付いているもの（⑤ダンディー〔上：刃の角度が上に向いている〕，ロッケン〔下：刃の角度が横を向いている〕），先端だけが急に細くなり尖っているもの（⑥デリケート），先端だけが薄く丸みを帯びているもの（⑦キルナー）などもある。抜糸剪刀では糸を引っ掛けて切れるように，片刃にフックが付いている（⑧矢印）。
また，刃の片側に鋸状の刃が付いているもの（⑨⑩矢印）やタングステンカーバイト（③矢印）の付いているものもある。鋸状の刃が付いているものは，挟んだ組織が滑りにくい。最近では刃先がレーザーカット仕上げのもの，タングステンカーバイトに鋸状の刃を付けたもの（⑪）も出てきている。これらは従来の剪刀に比較して数段切れ味がよくなっている。刃先だけ使い捨ての剪刀もある（⑫）。
メーカーによっては，刃先の種類を柄やリングの色で分けていることもある（⑬）。黒いコーティングは鋸刃使用（⑬左上），両方金色はタングステンカーバイト（⑬中），片側だけが金色のコーティング（⑬右上）あるいは金色のコーティングが追加されているもの（⑬右下）はタングステンカーバイトと鋸刃の付いたものというように区別されている（メーカーによって異なる）。

2 剪刀

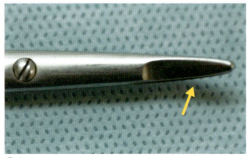

⑦キルナー

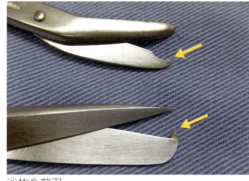

⑧抜糸剪刀

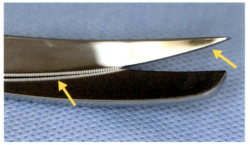

⑨刃の片側に鋸状の刃が付いているもの

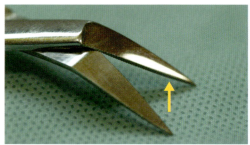

⑩刃の片側に鋸状の刃が付いているもの

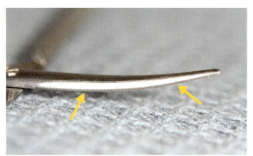

⑪タングステンカーバイトの刃の片側に鋸状の刃が付いているもの

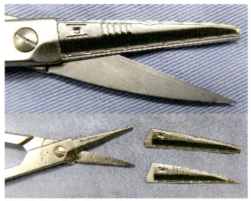

⑫刃先だけ使い捨てのもの

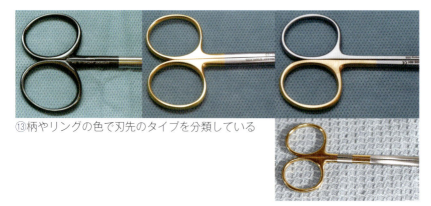

⑬柄やリングの色で刃先のタイプを分類している

図 2-2-9

Chapter 2 主要な手術器具

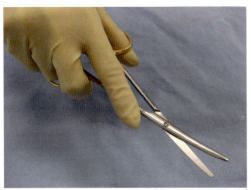

①リングの中に親指と薬指を浅く入れて，人差し指は軸に当てる

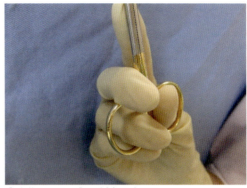

②中指はリングの外側に添える

図2-2-10 剪刀の正しい持ち方

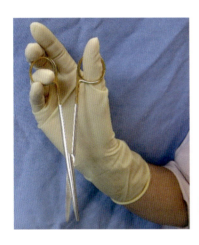

図2-2-11 剪刀の特殊な持ち方
術者側の奥の組織を切ったり剥離する場合の持ち方。

このように，剪刀には使用目的別に色々なタイプがありますので，目的以外の使用は避けなければなりません。メッツェンバーム剪刀で縫合糸を切っているのをよく見掛けますが，糸を切るときはそれ専用の剪刀を使うようにしてください。目的以外の使用によってすぐに切れ味が落ちてしまいます。手術を成功させるためには，道具の日頃の使い方や手入れが重要なのです。<u>切れなくなった剪刀は買い換えるか，研ぎに出して常に切れ味を落とさないようにしてください。</u>

そして当然のことですが，術者は剪刀を正しく持たなければなりません。剪刀の正しい持ち方を図2-2-10に示します。通常はリングの中に親指と薬指を浅く入れて，人差し指を軸に当てます。中指は柄の外側に添えます。これが最も安定して剪刀を操ることができるポジションです。特殊な例として，術者側の奥の組織を切ったり剥離する場合の持ち方もあります（図2-2-11）。図2-2-12によくみられる悪い例を示します。

2 剪刀

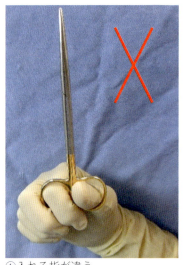 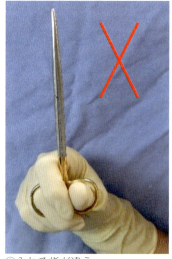 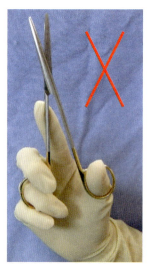

①入れる指が違う　　②入れる指が違う　　③指を深く入れすぎ

図2-2-12 悪い例
人差し指や中指をリングの中に入れたり（①②），指の位置は正しくても，深くリングの中に入れてしまう（③）と剪刀が安定しない。

　組織を切開する際には，刃先を閉じながら切るというよりは，少し開いたまま押して切るように使用します（**図2-2-13**）。ここがよく勘違いされています。もちろん押して切れる切れ味がなければなりません。<u>押して切れないような剪刀は，研ぎに出すか新品と入れ替えます</u>。切れない剪刀を使用すると，組織にダメージを与えてしまい，治癒が遅れますし，痛みも続きます。組織以外で使用する剪刀も切れ味を落とさないようにします。

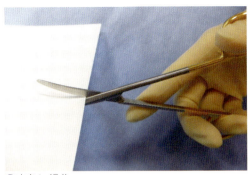
①直角に操作

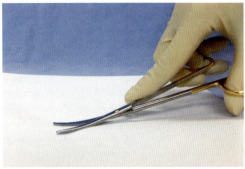
②水平に操作

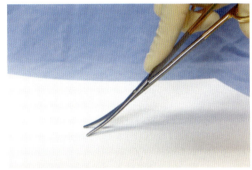
③カーブを上向きにして操作

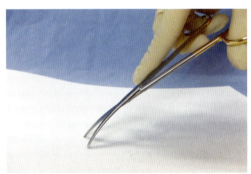
④カーブを下向きにして操作

図2-2-13 剪刀による組織の切開・剥離操作

組織を切開する際には，刃先を少し開いたまま押して切るように使用する．剪刀を直角にする場合（①）と水平にする場合（②）がある．剥離操作の際は，カーブを上向きにして使用する場合（③）と下向きにする場合（④）がある．

3

持針器（把針器）

　人医療では持針器と呼ばれていますが，獣医領域では把針器と呼ばれています。その理由は不明ですが，人医療の現場で把針器という名称は通じません。ここでは持針器と呼びます。手術を行う上で絶対に必要な器具です。その名のとおり針を挟んで持ち，縫合するときに使用する器具です。

　持針器は大きく分けて，ヘガールタイプとマチュータイプがありますが，ヘガールタイプが主に使用されています。マチュータイプにくらべてヘガールタイプは取り扱いがしやすく，様々なグリップ法があり，細かな運針が可能です。また，ヘガールタイプには，メイヨーヘガール，オルセンヘガールがあります。マチュータイプの持針器は，力が必要な場所を縫合するときに便利な形状をしていますので，体の大きな動物の手術に使用されています。

◆①メイヨーヘガール（図2-3-1〜3）
　最もよく使用されているタイプの持針器です。全体の長さや針を挟む部分の幅や長さに色々な種類があります。

◆②オルセンヘガール（図2-3-4,5）
　メイヨーヘガールタイプの持針器と剪刀が組み合わされている持針器です。1人で手術をすることが多い獣医師にとっては使い勝手のよい持針器です。糸を切るときに剪刀に持ち替える必要がありません。しかし慣れていないと，糸を間違って切ってしまうことがあります。また構造上，メイヨーヘガールとくらべて強度が落ちます。

Chapter 2　主要な手術器具

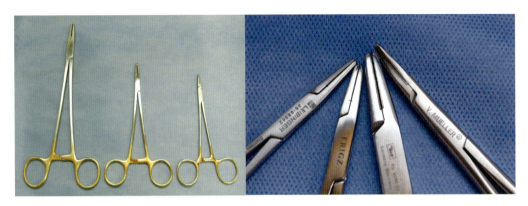

図2-3-1　持針器：ヘガールタイプ（メイヨーヘガール）
ヘガールタイプの持針器は，鉗子を頑丈にしたような形をしていて，最もよく使用されている。同じヘガールタイプでも，先端の形状，長さ，太さに色々なタイプがある。使用する針の形状や使用場所によって使い分けられる。

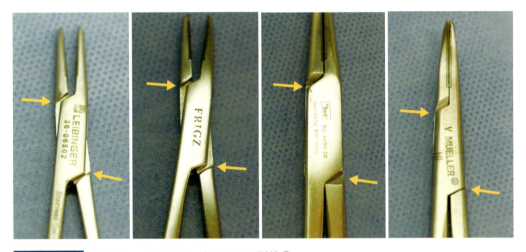

図2-3-2　メイヨーヘガール：ボックスの形状①
先端だけでなく，ボックス部分の形状にも色々なタイプがある（矢印）。

◆③マチュータイプ（図2-3-6, 7）

　マチュータイプは，縫合時に力が必要であったり，大きな手術創を縫合するときに便利です。小動物臨床では，体の大きな動物以外ではあまり使用されませんが，術者の好みにより大型犬に限らず使用されることもあります。グリップはパームグリップとなります。

　他の手術器具と同様，持針器にも挟む部分にタングステンカーバイトやダイヤモンドダストが吹き付けてあるもの（DDJ：Diamond Dust Jaw）が使用されているタイプ（図

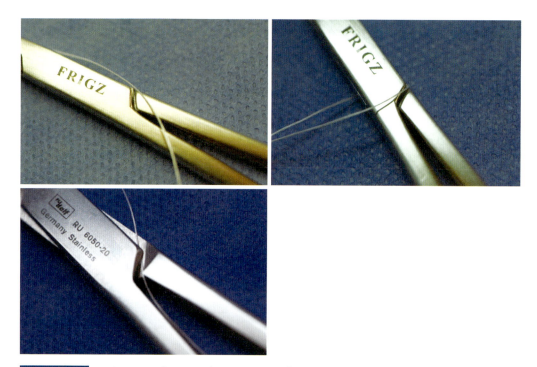

図2-3-3 メイヨーヘガール：ボックスの形状②

糸がボックス部分に咬んでしまうことがよくある。これを防止するために各メーカーが色々な工夫をしていて，器械結びをするときに糸が引っ掛からないような構造に作られている。ある有名な外科医は「縫合糸は引っ掛かってほしくないときに限って引っ掛かるものだ」という言葉を残しているが，まさしくそのとおりで，手術中に他の手術器具に絡んでしまうこともよくある。

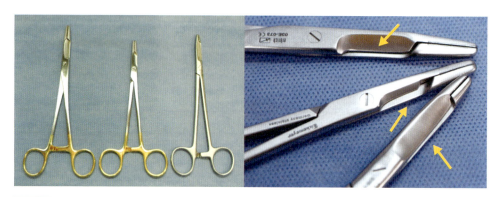

図2-3-4 持針器：ヘガールタイプ（オルセンヘガール）

ヘガールタイプにはオルセンヘガールという鋏のついているタイプがあり，獣医領域ではよく使われている。矢印が剪刀の部分であり，1人で手術をすることが多い獣医師にとってはこの上なく便利。

2-3-8①②）とただ溝が刻んであるだけのタイプ（図2-3-8③）があります。リングの部分に金メッキが施されている方（図2-3-8③矢印）がタングステンカーバイト付きです。持針器は縫合針を挟むという使用目的のため，先端の摩耗が激しくなりますので，

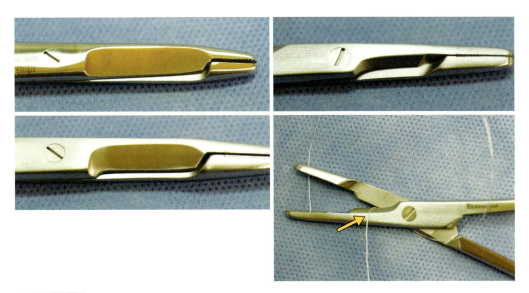

図2-3-5 オルセンヘガール：剪刀の形状

剪刀の形状も色々ある。使い方に慣れていないと，矢印のように糸が絡みついて，縫合の最中に誤って糸を切ってしまうことがある。

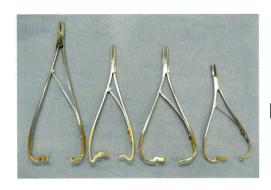

図2-3-6 持針器：マチュータイプ

マチュータイプは，縫合時に力が必要であったり，大きな手術創を縫合するときに便利。術者の好みにもよるが主に体の大きな動物に使用される。グリップはパームグリップ。

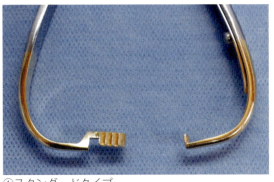

①スタンダードタイプ

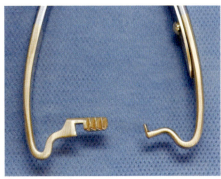

②インタイプ

図2-3-7 マチュータイプ：ラチェットの形状

ラチェットの形状はスタンダードタイプ（①）と中に入り込んでいるインタイプ（②）がある。

3 持針器(把針器)

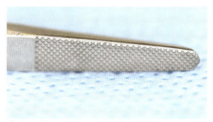
①タングステンカーバイトが使用されているタイプ

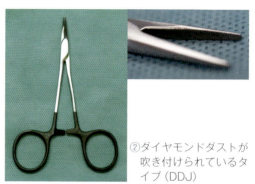
②ダイヤモンドダストが吹き付けられているタイプ（DDJ）

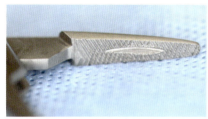
③溝が刻んであるだけのタイプ

④リングの色分け

図2-3-8 タングステンカーバイトの有無

タングステンカーバイトが使用されているタイプ（①）やダイヤモンドダストが吹き付けられているタイプ（DDJ，②），ただ溝が刻んであるだけのタイプ（③）がある。リングの部分に金メッキが施されている方（矢印）がタングステンカーバイト付き（④）。

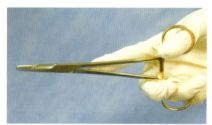
①フィンガーグリップ　　②パームグリップ

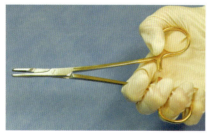
③シナーグリップ

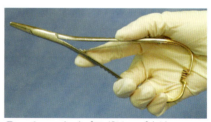
④マチュータイプのグリップ方法

図2-3-9 持針器：グリップ方法

ヘガールタイプのスタンダードなグリップ法は，親指と薬指をリングに入れて人差し指を柄に添える①のフィンガーグリップ。②のパームグリップは，リングに指を入れず手のひら全体で持針器をグリップする。フィンガーグリップよりも手首の回転域が大きく，細かな作業が可能。③のシナーグリップは薬指のみをリングに入れて全体をグリップする。④のマチュータイプでは手のひら全体で包み込むようにグリップする。

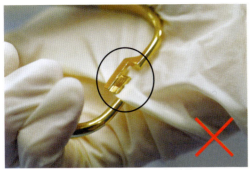
①手袋の挟み込み（ラチェットが反対）

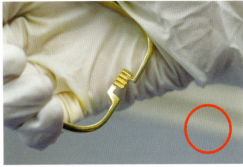
②スタンダードタイプ（正しい方法）

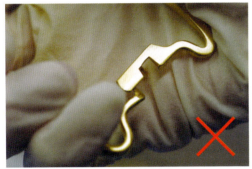
③インタイプ（ラチェットが反対）

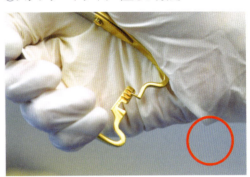
④インタイプ（正しい方法）

図2-3-10 グリップ方法：マチュータイプでの注意

マチュータイプではラチェットを反対にグリップしないこと。①のように反対にグリップすると手袋を挟み込んでしまうことがある。必ず②のようにグリップする。③④はインタイプ。スタンダードタイプにくらべて手袋を挟み込みにくいが，必ず正しい方法でグリップすること。

縫合針を確実に挟むためにもタングステンカーバイト付やDDJを使うようにしてください。

―グリップ方法（図2-3-9）―

　グリップ方法は，ヘガールタイプでは術者の好みで異なりますが，スタンダードなグリップ方法はフィンガーグリップです（図2-3-9①）。パームグリップはフィンガーグリップと比較して手首の回転が大きく細かな作業が可能です（図2-3-9②）。シナーグリップは薬指のみをリングに入れて全体をグリップします（図2-3-9③）。マチュータイプでは手のひら全体で包み込むようにグリップします（図2-3-9④）。

　マチュータイプでの注意点は，ラチェットを反対にグリップしないということです。図2-3-10①のようにグリップすると，手袋を一緒に挟み込んでしまうことがあります。挟み込むと手袋はすぐに破れてしまいます。必ず図2-3-10②のようにグリップしてください。図2-3-10③④はラチェットがインタイプのものです。インタイプは

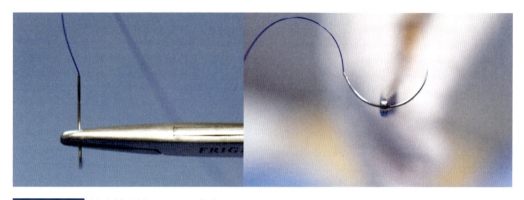

図2-3-11 縫合針を挟むときの基本
縫合針の中心を持針器で直角に挟むことが基本形で，この状態が最も安定する．縫合部位や縫合方法によって縫合針を挟む位置や角度を変えるが，極端に針先に近い所や糸の付いている部分を挟むと縫合針が折れ曲がったりするため避けなければならない．

スタンダードタイプにくらべて手袋を挟み込みにくい構造になっています．

―縫合針を挟むときの基本―

　縫合針の中心から針のスウェッジ（着糸部）の2/3の所を持針器で直角に挟むことが基本形で，この状態が最も安定します（図2-3-11）．縫合部位や縫合方法によって縫合針を挟む位置や角度を変えますが，極端に針先に近い所や糸の付いている部分を挟むと，縫合針が折れ曲がるので避けなければなりません．

―縫合針のサイズに合わせた持針器の選択―

　持針器を使用する際，最も注意しなければならないことは，縫合針のサイズに合わせて持針器を選択することです．縫合針を挟む部分の大きさと縫合針のサイズが合わないと，縫合針がすぐに曲がってしまったり，逆に持針器が破損することがあります．適切な組み合わせで使用しましょう（図2-3-12）．

Chapter 2　主要な手術器具

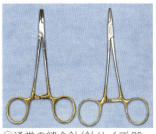

①通常の縫合針(針サイズ20〜28 mm くらい)に使用する持針器

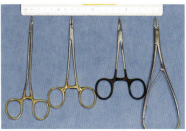

②針サイズ9〜13 mm くらいに使用する持針器

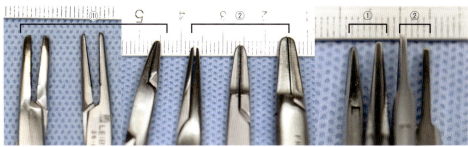

③それぞれの先端の比較

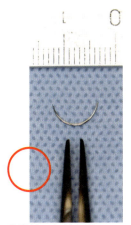

④持針器と縫合針の適切な組み合わせ

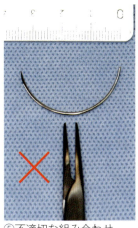

⑤不適切な組み合わせ（縫合針が大きすぎる）

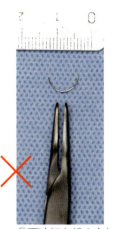

⑥不適切な組み合わせ（持針器が大きすぎる）

図2-3-12　細い縫合針に使用する持針器

①は通常の縫合針（針サイズ20〜28 mm くらい）に使用する持針器。②は縫合糸のサイズでいうと5-0以下，縫合針のサイズなら9〜13 mm くらいを使うときに使用する持針器。全体に小さく，かつ細くて軟らかい構造をしている。先端もかなり細く仕上げてある。③は①②の先端の比較。使用する縫合針に合わせて持針器も変えなければならない。持針器を選ぶときにはこれが最も重要。④は持針器と縫合針の組み合わせが適切な例。⑤⑥は組み合わせが不適切。

4
鑷子
せっし

　一般的な手術で使われる鑷子(ピンセット)には，外科鑷子と呼ばれている細長いタイプと，指で押さえる所が幅広になっているアドソン鑷子などがあります(図2-4-1)。
　人医療では深い所の操作があるため，外科鑷子が多く使われます。小動物臨床においても中・大型犬や胸部外科など深い所を手術操作するときには，外科鑷子が使用されます。比較的浅い所での手技が多い小型犬や猫の手術操作では，短くて強く把持できるアドソン鑷子が好んで使われています。すなわち，現在は小型犬が主流となっていますので，アドソン鑷子が小動物臨床では最も頻繁に使用されている鑷子となります。アドソン鑷子は持ち手の部分が幅広く，先端部分が細くなっていますので，組織をピンポイントで把持することが可能です。
　先端の形状にも色々な種類がありますが，そのタイプにより呼び名が異なります。主に，無鉤鑷子，有鉤鑷子(鼠歯鑷子)，ブラウン鑷子，ドベイキー(DeBakey；ドベーキーまたはドゥベーキーとも呼ばれる。本書ではドベイキーと表記)鑷子などがあります。使用する組織によって使い分けます。同じ鑷子ですべての手術を行うことは不可能ですし，行ってもいけません。
　通常，鑷子の先端は，横に溝が切ってあるものと，タングステンカーバイトが張り付けてあるものがあります(図2-4-2)。タングステンカーバイト付きの方が，横に溝が切ってあるタイプにくらべ滑りにくくなっています。有鉤鑷子やブラウン鑷子は皮膚や筋膜など滑りやすく丈夫な組織に使用します。ドベイキー鑷子は別名・無傷鑷子と呼ばれていて，血管や腸管・尿管・膀胱などデリケートな組織に使用されます。
　鑷子の構造は，2枚の金属板を銀鑞で接着したものと，1枚の金属板を折り曲げて作

Chapter 2　主要な手術器具

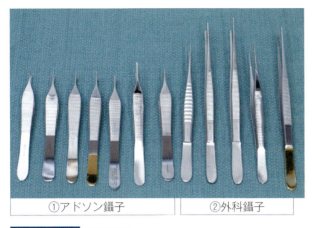

①アドソン鑷子　　②外科鑷子

図2-4-1　無鉤鑷子

小動物臨床ではアドソン鑷子（①）がよく使用されている。対象動物が小さいため，つまむ組織も小さく，先端の太さがちょうどよいからで，さらに指で把持する部分が広くて安定感があるためである。
また，スタンダードタイプの外科鑷子（②）もよく使用される。

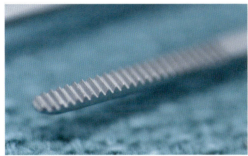

①横に溝が切ってあるもの

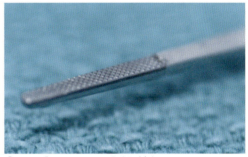

②タングステンカーバイト付き

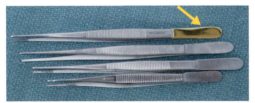

③タングステンカーバイト付きを示す色分け

図2-4-2　鑷子の先端（無鉤鑷子）

横に溝が切ってあるもの（①）とタングステンカーバイト付きのもの（②）がある。タングステンカーバイト付きには金色のペイントがなされているのですぐに区別が付く（③矢印）。
タングステンカーバイト付きの方が滑りにくい。タングステンカーバイト付きは高価になるが，先端の磨耗が少ないため，頻繁に使用する器具であればタングステンカーバイト付きがよい。

られたものの2種類があります。折り曲げた方が低コストでできますが，バネ力の調整ができず，曲げた所がすぐに破損してしまう欠点があります。それに対して，2枚の金属板を接着したタイプはコストが掛かるものの丈夫で長持ちし，バネ力の調整もできます。また，接着部をビス止めしてある鑷子もあり，さらに耐久性がよくなっていることから，今では医療で使用されている鑷子のほとんどがこの2枚の金属板を接着したタイプとなっています。

特殊な構造の鑷子として，力を加えたときに先端が開くようになっているものがあり，逆動作鑷子と呼ばれています。この鑷子は組織をつまんでいるときに術者が力を入れずに済むので，組織や物をつまんだままで作業するような場合に使用されます。例えば，血管を挟んで円形に切開するときに使用する動脈切開用鑷子などがそれに該当します。

◆①無鉤鑷子(図2-4-2)
　先端に横溝が彫られているタイプや，タングステンカーバイトが張り付けてあるタイプ，また近年ではダイアモンドの粉末が塗布してあるDDJのタイプが販売されています。

◆②有鉤鑷子(図2-4-3～5)
　先端に爪が付いている鑷子で，1組の爪のタイプや，複数の爪が横(または縦)に並んでいるタイプがあります。

◆③ドベイキー鑷子(図2-4-6)
　組織を挟む先端の形状が縦に鋸刃状で組織を挫滅しない構造になっています。血管などのデリケートな組織に使用します。

◆④臓器把持鑷子(図2-4-7)
　実質臓器や肺などを把持圧力で挫滅させず，かつ大きく把持できるタイプの鑷子です。

◆⑤動脈切開用鑷子(図2-4-8)
　動脈同士を吻合する際，動脈壁を円形に把持して切離するときに使用します。動脈壁を内膜まで挟み，メスで動脈壁を切離します。

Chapter 2　主要な手術器具

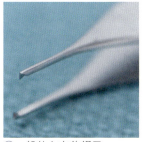
①一般的な有鉤鑷子

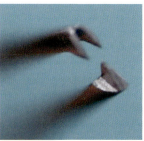
②一般的な有鉤鑷子（先端の拡大図）

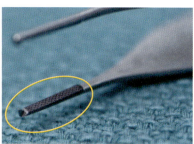
③タングステンカーバイト（丸囲み）付き有鉤鑷子

図2-4-3　有鉤鑷子①

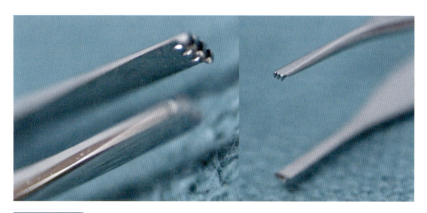

図2-4-4　有鉤鑷子②：先端に複数の爪があるタイプ
先端に複数の爪が付いているタイプもある．2×3爪（teeth），3×4爪，4×5爪などがある．主に形成外科で使用される．

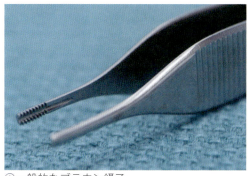
①一般的なブラウン鑷子

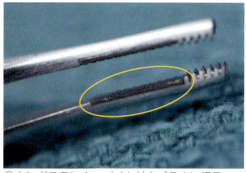
②タングステンカーバイト付きブラウン鑷子

図2-4-5　有鉤鑷子③：爪が縦に並ぶタイプ（ブラウン鑷子）
爪が縦に並ぶタイプでブラウン鑷子と呼ばれ，このタイプは主に整形外科で使用されることが多い．これにも一般的なタイプ（①）とタングステンカーバイト付き（②丸囲み）がある．タングステンカーバイト付きの方が縫合のときに縫合糸や針をつまみやすい．

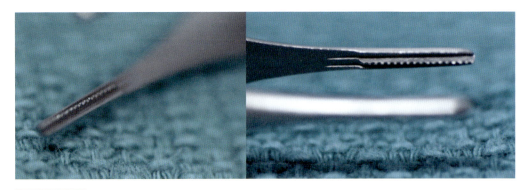

図2-4-6 ドベイキー鑷子

先端が組織を傷付けにくい構造になっている。鑷子による把持圧力で挫滅させたくない組織（血管、腸管など）をつかむときに使用する。

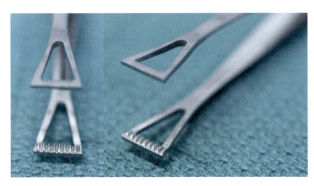

図2-4-7 臓器把持鑷子

実質臓器や肺などを把持圧力で挫滅させず、かつ大きく把持できる。

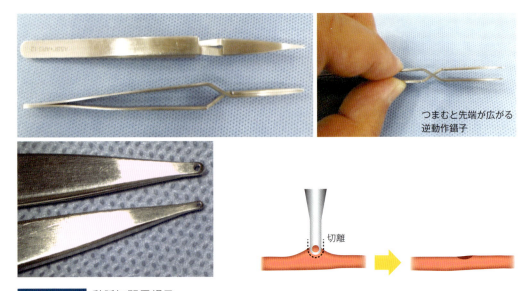

つまむと先端が広がる逆動作鑷子

図2-4-8 動脈切開用鑷子

動脈同士を吻合する際、動脈壁を円形に把持して切離するときに使用する。

5 鉗子

　鉗子は主に止血や物をつかんだり牽引するための道具です。鉗子にも数限りなく種類がありますが，ここでは動物医療で使われている代表的なものを紹介していきます。鉗子は止血や組織の剥離操作，医療材料の保持のために使用します。動物医療で使用される代表的な鉗子は，一般的なサイズのペアン鉗子（無鉤）およびコッヘル鉗子（有鉤），ならびに小さいサイズのモスキート鉗子です。猫や小型犬の手術ではモスキート鉗子が一般的に用いられます。コッヘル鉗子は大きな血管をつまんだときに滑らないように先端に鉤が付いています。したがって特別な場合にしか使用しません。鉗子の先端の形状は，直のタイプと曲のタイプがあり，曲のタイプではそのカーブが緩やかなタイプから直角のタイプまで数種類あります。

◆①ペアン鉗子（図2-5-1）
　ペアン鉗子は人医療も含め最も多く使用されている手術器具の1つです。歴史も古く，もともとは大きな動脈を止血するために150年ほど前に開発されました。本来は止血のための鉗子ですが，縫合糸やガーゼあるいはマーカー用のテープを挟んだり，場合によってはチューブを止めるクランプ代わりにも使用されています。いわば手術器具の万能選手です。注意してもらいたいのは，コッヘル鉗子との区別です。ペアン鉗子は先端が無鉤ですが，コッヘル鉗子では先端に1爪の鉤が付いています。しかし，先端が開いていないとペアン鉗子なのかコッヘル鉗子なのか区別が難しいことから，ペアン鉗子には柄の部分に何層かの溝が掘ってあります（器具の製造会社によっては溝がないものもあります）。一般的なペアン鉗子の長さは14.5 cmです。

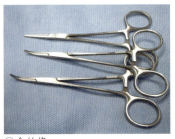
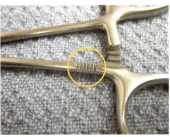

①全体像　　　　　　　　②柄に刻まれた目印の溝

図2-5-1 ペアン鉗子
代表的な鉗子。主な目的は止血だが，ガーゼをつまんだり，チューブを止めたり，縫合糸をつまんだりと様々な使い方がある。ほとんどのペアン鉗子には柄の部分に溝（丸囲み）が刻んであるが，これはコッヘル鉗子と取り間違えないための目印（②）。

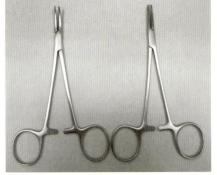
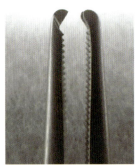

①全体像　　　　　　　　②1爪の鉤が付いた先端

図2-5-2 コッヘル鉗子
コッヘル鉗子はペアン鉗子の先端に1爪の鉤が付いている器具（②）。つまり有鉤のペアン鉗子ということになる。鉤があることで滑りにくい。

◆②コッヘル鉗子（図2-5-2）

　コッヘル鉗子はペアン鉗子の先端に1爪の鉤が付いている鉗子です。鉗子の先端で組織を挟んでも滑り落ちてしまうような，大きな脂肪組織や血管などをつまむときなど，特殊な場合に使用されます。動物医療では体の大きな動物の手術時に使用されますが，小動物臨床ではあまり使用されません。

◆③モスキート鉗子・モスキート剥離鉗子（図2-5-3）

　モスキート鉗子はペアン鉗子を小さく・細くしたもので，小動物臨床では頻繁に使用されています（図2-5-3①）。一般的な長さは12.0 cmでそれより短いものもあり，術者の手の大きさや好みで選択されます。先端の形状は曲と直があります。モスキート鉗子の先端のカーブを強くしたモスキート剥離鉗子もあり，細かい所の剥離操作に重宝します（図2-5-3②③）。モスキート鉗子は，ペアン鉗子と比較してかなりデリケートですので，止血やデリケートな所の剥離以外に使用すると先端の嚙み合わせがすぐに悪くなってしまいます。

◆④アリス鉗子（図2-5-4）

　アリス鉗子も動物医療では頻繁に使用される鉗子です。皮膚や筋膜などの硬い組織を

図2-5-3 モスキート鉗子・モスキート剥離鉗子

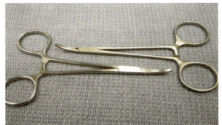

①モスキート鉗子

モスキート鉗子はペアン鉗子を小さくしたもので動物医療では頻繁に使用される（①）。モスキート剥離鉗子は，モスキート鉗子の先端のカーブを強くしたタイプ。細かい所の剥離操作に重宝する（②③）。

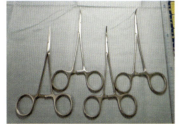

②モスキート剥離鉗子

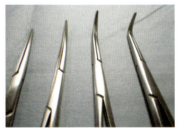

③モスキート剥離鉗子の先端

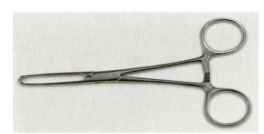

①先端に鉤が付いているタイプ

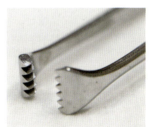

②①の先端

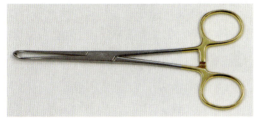

③タングステンカーバイト付き

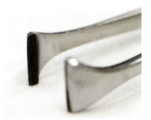

④③の先端

図2-5-4 アリス鉗子

アリス鉗子も動物医療では頻繁に使用される。皮膚や筋膜などの硬い組織を挟んで保持する鉗子で，組織を挫滅させないように先端に鉤が付いている（①②）。タングステンカーバイト付きもある（③④）。

挟んで保持するときに用いられ，組織を挫滅させないように先端に鉤が付いています。鉤の代わりにタングステンカーバイトが付いているものもあります。

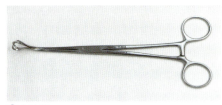 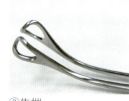

①全体像　　　　　　　　　②先端

図2-5-5　バブコック鉗子
バブコック鉗子は侵襲が少ないことから，管腔臓器や漿膜組織などに対して用いる。先端は鉤がなく丸みを帯びている。

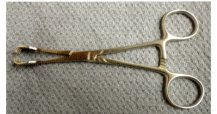 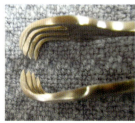

①全体像　　　　　　　　　②先端（爪が尖っている）

図2-5-6　子宮鉗子
子宮鉗子は先端の爪が尖っている。大きく硬い臓器や組織の把持などに使用される。

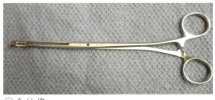 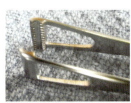

①全体像　　　　　　　　　②先端（無傷タイプ）

図2-5-7　肺把持鉗子
肺把持鉗子は肺などのたいへんもろい組織を把持するために用いる。先端は無傷タイプになっている。

◆⑤バブコック鉗子（図2-5-5）

　バブコック鉗子は侵襲が少ないことから，管腔臓器や漿膜組織などに対して使用します。アリス鉗子とは異なり，先端は鉤がなく丸みを帯びています。

◆⑥子宮鉗子（図2-5-6）

　子宮鉗子は先端の爪が尖っていて，主に人医療の産婦人科で使用されています。大きく硬い臓器や組織を把持するときなどに使用されます。

◆⑦肺把持鉗子（図2-5-7）

　肺把持鉗子は肺などのたいへんもろい組織を把持するための鉗子です。先端は無傷タイプになっています。ただし，いくら無傷の先端とはいえ，最大限の力で挟み込んだり，無理に引っ張ると肺の組織を損傷してしまいます。組織に対しては，あくまでもデリケートに取り扱わなければなりません。

Chapter 2 主要な手術器具

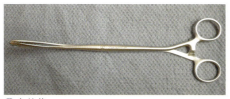
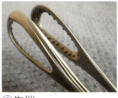

①全体像　　　　　　　　②先端

図2-5-8　胎盤鉗子
胎盤鉗子は主に人医療の産婦人科で使用されている。動物医療での使用は少ないが応用は可能。

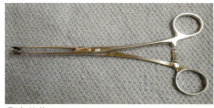
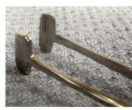

①全体像　　　　　　　　②先端

図2-5-9　ハンマーヘッド鉗子
ハンマーヘッド鉗子も人医療の産婦人科で使用されている。帝王切開時，子宮切開部の把持に使用される。動物医療でも応用できる。

◆⑧胎盤鉗子（図2-5-8）

　胎盤鉗子は胎盤を把持するための鉗子です。主に人医療の産婦人科で使用される鉗子であり，動物医療で使用されることはほとんどありませんが，応用して活用することは可能です。

◆⑨ハンマーヘッド鉗子（図2-5-9）

　ハンマーヘッド鉗子も人医療の産婦人科で使用される鉗子で，帝王切開時に子宮切開部を把持するときに使用されます。この鉗子も動物医療で応用することは可能です。

◆⑩胃・腸鉗子（図2-5-10）

　胃・腸鉗子は管腔臓器である胃や腸管を一時的に遮断するための鉗子です。組織を挫滅させないように挟む部分は柔らかくできていて，内側の挟む部分はドベイキータイプや縦溝タイプなどがあります。胃鉗子は腸鉗子にくらべて挟む部分が長くなっています。

◆⑪舌鉗子（図2-5-11）

　舌鉗子は気管挿管時や咽頭の検査時などに舌を挟んで牽引する際に使用します。先端が金属製とゴム製があります。強く挟みすぎると舌の損傷を起こすため，舌を引っ張れる最小限の力で挟みます。ただし，ガーゼで舌を包み込んで用手的に牽引する方が舌に対して優しいことから，現在はあまり使用されていません。

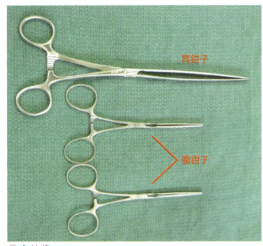
①全体像

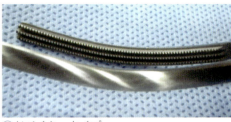
②ドベイキータイプ

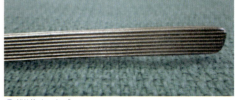
③縦溝タイプ

図2-5-10　胃・腸鉗子
胃・腸鉗子は管腔臓器である胃や腸管を一時的に遮断するために用いられる。胃鉗子は腸鉗子にくらべて挟む部分が長い（①）。組織を挫滅させないように挟む部分は柔らかくできており，内側の挟む部分はドベイキータイプ（②）や縦溝タイプ（③）などがある。

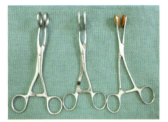
①全体像

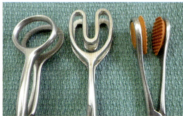
②先端（金属製，ゴム製）

図2-5-11　舌鉗子
舌鉗子は気管挿管時や咽頭の検査時などに舌を挟んで牽引する際に用いられる。先端が金属製とゴム製がある（②）。ただし，ガーゼで舌を包み込んで用手的に牽引する方が舌に対して優しいことから，現在ではあまり使用されていない。

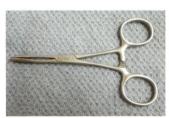
①全体像

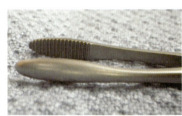
②先端

図2-5-12　麦粒鉗子
麦粒鉗子は大動物などの大きく太い血管の止血に使用される。小動物臨床ではあまり用いられない。

Chapter 2 主要な手術器具

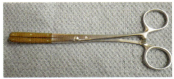
①繰り返し使用できるタイプ

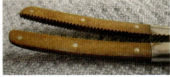
②①の先端

図2-5-13 チューブ鉗子
チューブ鉗子は色々なチューブを止めるために使用される。チューブを損傷しないよう、先端は柔らかい素材でできている（①②）。現在はプラスチック製の使い捨てタイプが主流（③）。

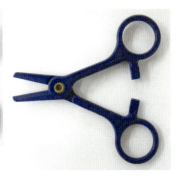
③プラスチック製の使い捨てタイプ

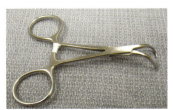
①バックハウスタオル鉗子

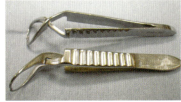
②ジョーンズタオル鉗子

図2-5-14 タオル鉗子
タオル鉗子はドレープ類を固定するために頻繁に使用される。バックハウスタオル鉗子（①）はラチェットが付いていて、固定力を調整できる。ジョーンズタオル鉗子（②）は主に簡易的に固定する場合に使用される。取り外しが簡単にできる。

◆⑫麦粒鉗子（図2-5-12）

　麦粒鉗子は大動物などの大きく太い血管の止血に使用されます。小動物臨床ではあまり用いられません。

◆⑬チューブ鉗子（図2-5-13）

　チューブ鉗子は色々なチューブを止めるために使用されます。チューブを損傷しないように先端は金属ではなく、柔らかい素材となっています。図2-5-13①②には繰り返し使用できるものを例示していますが、現在ではプラスチック製の使い捨てタイプが主流となっています（図2-5-13③）。

◆⑭タオル鉗子（図2-5-14）

　タオル鉗子も多用される鉗子です。ドレープ類を固定するために使用するため、先端は清潔なエリアから不潔なエリアに貫通します。すなわち、先端が汚染されることが多

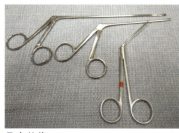
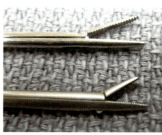

図2-5-15 アリゲーター鉗子

アリゲーター鉗子は色々な長さがあり，深い所にある異物や組織を摘出する際に用いられる。

①全体像　②先端

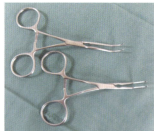
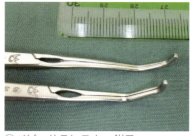
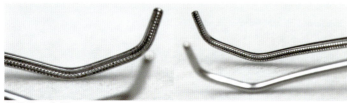

図2-5-16 サテンスキー鉗子

サテンスキー鉗子は動脈を一時的に遮断するために用いられ，血管手術には欠かせない。血管組織を損傷させない柔らかさと弾力がある。写真はベビーサテンスキー鉗子。猫の腹部大動静脈などに使用される。

①ベビーサテンスキー鉗子　②ベビーサテンスキー鉗子
③①②の先端

いことから，一度使用した物の先端に不用意に触れたり，そのまま外して別の場所で使用してはいけません。毎回必ず新しいものを用いてください。

◆⑮アリゲーター鉗子（図2-5-15）

アリゲーター鉗子は外耳道などの深い所にある異物や組織を摘出する際などに使用します。色々な長さのものがあり，使用する場所に合わせて選択されます。ただし，長すぎると使い勝手が悪くなります。

◆⑯サテンスキー鉗子（図2-5-16）

サテンスキー鉗子は動脈を一時的に遮断するための鉗子で，血管手術には欠かせない器具です。血管組織を損傷させないようにある程度の柔らかさと弾力があり，無傷タイプの溝をもっています。先端の弯曲の形やサイズは様々あり，猫の大動脈用の小さなタイプから大型犬の大動脈用の大きなタイプまであります。

Chapter 2　主要な手術器具

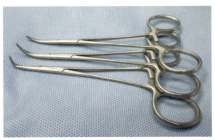
①全体像

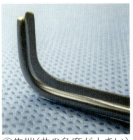
②先端（曲の角度が大きい）

図2-5-17　剥離鉗子
剥離鉗子は先端が鋭角に曲がっており，組織を剥離する際に用いる。曲の角度は数種類あり，直角に曲がっているものまである（②）。剥離操作以外にも深い所のチューブや糸の誘導，結紮操作や組織の把持にも使用される。

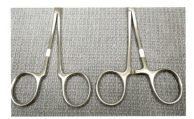
①左：ラチェットなし，
　右：ラチェットあり

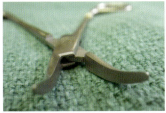
②先端の内側

図2-5-18　毛抜き鉗子
毛抜き鉗子は耳道内の毛を抜くときに用いられる。ラチェットが付いているタイプと付いていないタイプがある（①）。先端の内側は毛を挟みやすいようフラットになっている（②）。

◆⑰剥離鉗子（図2-5-17）

　剥離鉗子は先端が鋭角に曲がっているタイプで，組織を剥離する際に使用します。曲の角度は数種類あり，直角に曲がっているものまであります。また，剥離操作以外にも深い所のチューブや糸の誘導，結紮操作や組織の把持にも使用されます。長さも様々あり，使用目的に応じて選択されます。

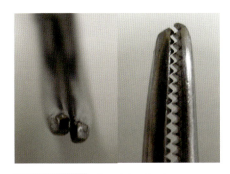

図2-5-19　噛み合わせ不良
先端が破損し，噛み合わせが合っていない。このような器具を手術で用いてはならない。

◆⑱毛抜き鉗子（図2-5-18）

　毛抜き鉗子は耳道内の毛を抜くときに使用されます。先端の内側は毛を挟みやすいようフラットになっています。ラチェットが付いているタイプと付いていないタイプがあります。

　図2-5-19は鉗子の先端が破損した例です。噛み合わせが合っていません。これでは何の役にも立たないどころか危険です。この鉗子の使用はやめて，新しいものを用意する必要があります。鉗子に限らないことですが，手術の際には使用する器具に不具合がないかどうか，必ず確認することを習慣付けてください。

6 開創器

　開創器(リトラクター)は，手術創を広げて術野を確保するための器具で，獣医領域では頻繁に使用されます。

◆①ゲルピー開創器(図2-6-1)

　ゲルピー開創器は獣医領域において頻繁に使用される開創器です。先端に1爪の鉤をもち，リングに親指と中指を入れて閉じると先端が開きます。図2-6-1①のロック機構が付いていますので，任意の位置で固定することができます。固定はフックを押し下

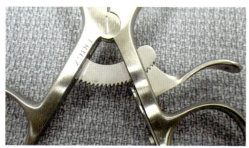

①ロック機構

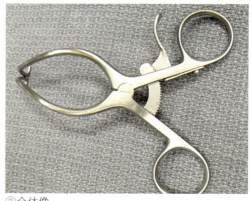

②全体像

図2-6-1 ゲルピー開創器
獣医領域において頻繁に使用される開創器。色々なサイズがある。ロック機構が付いており(①)，任意の位置で固定することができる。先端に1爪の鉤をもつ(②)。

Chapter 2　主要な手術器具

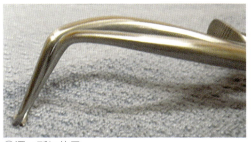
①深い所に使用

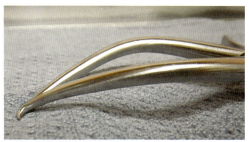
②浅い所に使用

図2-6-2　ゲルピー開創器のブレードの角度
ブレードの角度も様々あり，手術目的に応じ選択できる。

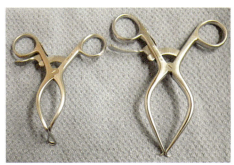
①左が改良型（交差型），右が一般的なもの

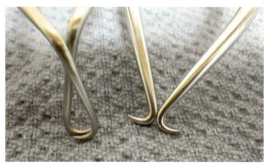
②それぞれの先端

図2-6-3　改良型ゲルピー開創器
改良型ゲルピー開創器（①左）は先端の爪の部分が交差していて，爪先が外に出ないように改良されている。

げると解除されます。色々なサイズがありますが，手術目的に合わせて数種類用意しておく必要があります。

　同じゲルピー開創器でもブレードの角度によって，浅い所を開創するものと，脊髄手術のように深い所を開創するものがあります（図2-6-2）。ブレードの角度や深さにも数種類ありますので，やはり手術目的に合わせて用意する必要があります。

　改良型のゲルピー開創器では先端の爪の部分が交差して，爪先が外に出ないようになっています（図2-6-3）。一般的なゲルピー開創器は爪先が外に向かっていますので，獣医領域の狭い範囲の手術では使い勝手が悪く，場合によっては術野に先端を入れるときに，爪先で組織を損傷させてしまうことがあります。しかし改良型では，狭い術野でも先端を入れやすく，周囲の組織に損傷を与えることはありません。

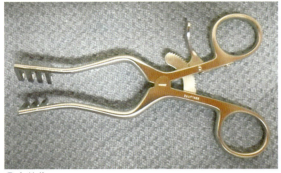
①全体像

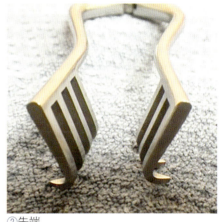
②先端

図2-6-4 ウェイトラナー開創器
ウェイトラナー開創器では3対4の爪が付いている。爪が多い分，広く組織を開創することができる。

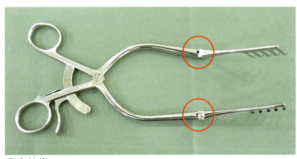
①全体像

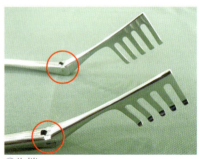
②先端

図2-6-5 ベックマン・アドソン開創器
ブレード部分を可変(丸囲み)タイプにしたもので，それにより任意の位置で組織を固定することができる。

◆②ウェイトラナー開創器(図2-6-4)

ゲルピー開創器では先端が1爪の鉤が付いているのに対し，ウェイトラナー開創器では3対4の爪が付いています。使い方はゲルピー開創器と同じです。爪が多い分，広く組織を開創することができます。

◆③ベックマン・アドソン開創器(図2-6-5)

ベックマン・アドソン開創器は，ウェイトラナー開創器のブレード部分を可変タイプにしたものです。可変にすることで任意の位置で組織を固定することができます。また，アームの部分が術者の手術の妨げにならないように動かすこともできます。

Chapter 2　主要な手術器具

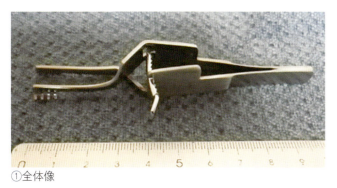

①全体像

②先端

図2-6-6 クロスアクション開創器
ごく狭い術野の開創に使用する。

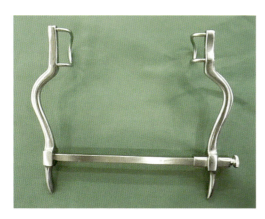

図2-6-7 ゴッセ開創器
開腹手術のときに使用する。

◆④クロスアクション開創器（図2-6-6）
　クロスアクション開創器は小型犬や猫の四肢など，ごく狭い術野の開創に使用します。

◆⑤ゴッセ開創器（図2-6-7）
　ゴッセ開創器は開腹手術のときに使用します。2方向に牽引します。

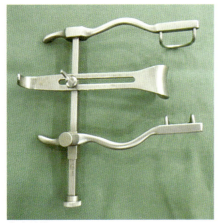
①全体像

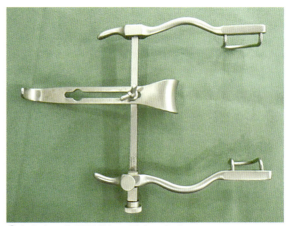
②真ん中の鈎が可動し，固定できる

図2-6-8 バルフォア開創器
3方向に術野を開創することができる。

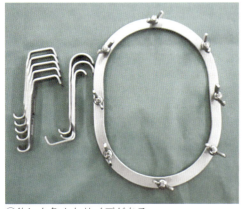
①鈎にも色々なサイズがある

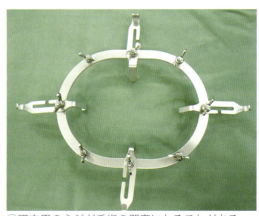
②固定用のネジが手術の邪魔になることがある

図2-6-9 全方向開創器
専用の鈎をリングに取り付けることで，術野をあらゆる方向から開創することができる。

◆⑥バルフォア開創器（図2-6-8）

　バルフォア開創器は，ゴッセ開創器にさらに縦方向に開創するための鈎が付いていて，3方向に術野を開創することができます。

◆⑦全方向開創器（図2-6-9）

　全方向開創器は，専用の鈎をリングの8カ所の位置に任意に取り付けることで術野をあらゆる方向から開創することができます。たいへん便利なのですが，手術操作の邪魔になることがあるのが欠点です。

Chapter 2　主要な手術器具

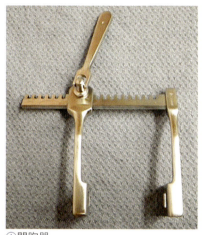
①開胸器

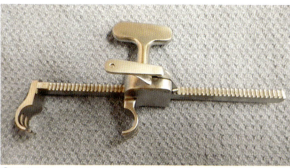
②閉胸器

図2-6-10　開胸器と閉胸器
肋骨間を開創あるいは閉鎖するときに使用する。

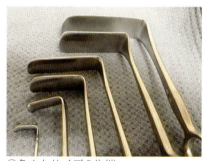
①色々なサイズの先端

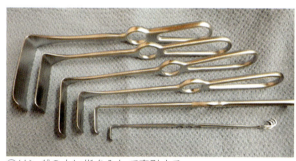
②リングの中に指を入れて牽引する

図2-6-11　筋鉤
筋鉤は筋肉を広げる目的で用いられるが，開腹時などにも使用できる。

◆⑧開胸器と閉胸器（図2-6-10）

　開胸器は開胸時に肋骨間を開創する場合に使用します（図2-6-10①）。特に中型犬以上の大きな犬では開胸するときに大きな力が必要ですが，開胸器を使用することで楽に開けることが可能です。ハンドルを回すことで鉤を動かします。閉胸器は肋骨間を閉鎖するときに使用します（図2-6-10②）。閉胸器は小型犬や猫ではほとんど使用しませんが，中型犬以上では必要な場合があります。

◆⑨筋鉤（図2-6-11）

　筋鉤は筋肉を広げるときに用いますが，開腹時などにも使用できるたいへん便利な器具です。ハンドル部分を握り，リングの中に人差し指を入れて牽引します（図1-2-1

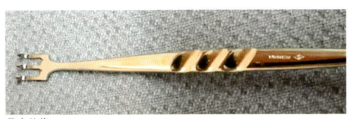
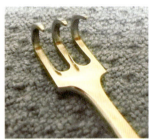

①全体像　　②先端

図2-6-12　筋鉤（有爪）
小さな創の牽引に使用する。

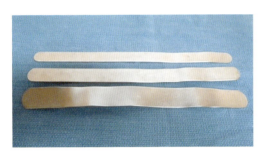

図2-6-13　柔軟性腸圧定ヘラ
ヘラを自由に折り曲げ，臓器を保持する。

②）。特に人医療では頻繁に使用されています。外科の初心者は，この鉤引き係から始まります。

◆⑩筋鉤（有爪）（図2-6-12）

筋鉤（有爪）は小さな創の牽引に使用します。人では主に形成外科領域で使用されますが，動物医療では小型犬や猫で使用します。

◆⑪柔軟性腸圧定ヘラ（図2-6-13）

柔軟性腸圧定ヘラは自由に折り曲げることができます。使用する場所に合わせて折り曲げて，臓器を保持するために使用します。

7 縫合針

　縫合針は，針先の形状から大きく2種類に分かれます。丸針と角針です。丸針は管腔臓器や血管など切れやすい組織に使用します。角針は皮膚や筋膜など硬い組織に使用します。その他にも鈍針，テーパーカッティング針など数種類の縫合針がありますが，小動物臨床では主に丸針と角針，テーパーカッティング針が使われます（**図2-7-1**）。角針には三角針と逆三角針があり，内側の形状に違いがあります（**図2-7-2**）。現在販売されている角針はほとんどが逆三角針です。

　針の形状（弯曲）として，主に弱弯と強弯があります。弱弯とは1/4円など弯曲が弱い針で，強弯は1/2円など弯曲が強い針です。また，真っ直ぐな直針もあります（**図2-7-3**）。針の長さは，弯曲している針の全長を指します（**図2-7-4**）。針の先から糸の付いている所までの直線の長さではありませんので間違いのないようにしてください。また，縫合針の各部の名称を**図2-7-4**に示します。

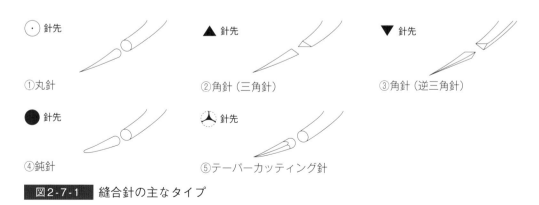

図2-7-1　縫合針の主なタイプ

7 縫合針

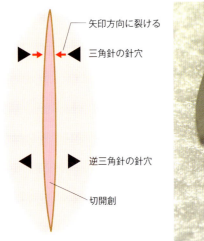
①それぞれの針穴

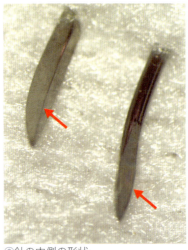
②針の内側の形状

図2-7-2 角針
①三角針だと糸で組織を締めるときに，切開創に向かって裂けてしまうことがある（イラスト上）。一方，逆三角針では刃が外側に向かっているので，内側に組織が裂けることはない（イラスト下）。
②三角針では内側に刃が付いている（左：矢印）。逆三角針は内側が平ら（右：矢印）。

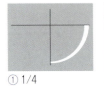
①1/4

②3/8

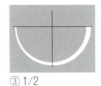
③1/2

④5/8

⑤直針

図2-7-3 縫合針の形状

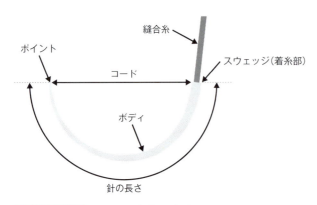

図2-7-4 縫合針：各部の名称

　縫合針のパック例を図2-7-5に示します。図2-7-5①は未滅菌の強弯針で，10本入りなどで市販されています。図2-7-5②は滅菌された強弯針です。特注で数量やサイズなどが指定できます。図2-7-5③④は1本ずつ滅菌パックしたものです。また，未滅菌の各種縫合針を保管するためのケースを用意しておくと便利で，例えば釣道具などを利用するとよいでしょう（図2-7-5⑤）。

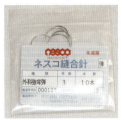
①未滅菌の強弯針

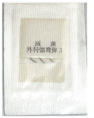
②滅菌された強弯針

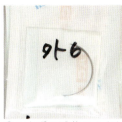
③1本ずつ滅菌パックしたもの

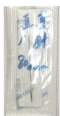
④1本ずつ滅菌パックしたもの

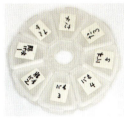
⑤釣道具を利用した未滅菌の各種縫合針の保管ケース

図2-7-5 縫合針のパック例

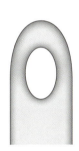
並孔

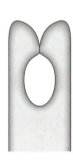
バネ孔

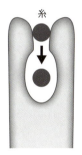
糸の通し方(バネ孔)

図2-7-6 孔の形状：並孔・バネ孔

　針に糸を通す孔は，バネ式になっているバネ孔と裁縫などで使う針と同じように単に孔だけが開いている並孔に分かれます。バネ孔は簡単に糸を通すことができますが，バネの所で糸が切れることがあります。一方，並孔は糸を通すのに苦労します(**図2-7-6**)。

8

縫合糸

◆①縫合糸の分類：素材・性質・形状

　縫合糸は，素材によって，天然素材・合成繊維・金属に分けられます。天然素材には絹糸（シルク）があり，合成繊維はポリグラチン，ポリディオキサノン，ナイロンなどの化学合成品が多種類あり，金属は医療用ステンレスがあります。性質では，吸収糸と非吸収糸に分けられます。形状では，モノフィラメント（monofilament）とマルチフィラメント（multifilament）に分けられ，さらにマルチフィラメントは撚り糸（twisted）と編み糸（braided）に分けられます。ほとんどの糸は合成繊維で作られています。その成分によって生体に吸収するものと吸収しないものに分かれます（**表2-8-1**）。

　縫合糸の製品としては，切り糸，カセットロール，そして縫合針と一体型の針付縫合糸があります（**表2-8-2**，**図2-8-1**）。

　針付縫合糸は縫合針と一体化することで縫合時の組織刺入時に抵抗が少なくなり，組織に与えるダメージも最小限となります（**図2-8-2**）。

　切り糸は，長さと本数によってパッケージされています。止血時や組織の結紮のときに使用します。縫合針に取り付けて使用するときは，縫合針に取り付ける孔で糸が切れたり，糸を通しにくかったりします。また，その部分で糸が2重になりますので，組織貫通時に大きな抵抗が掛かり，組織に与えるダメージが大きくなります。

　カセットロールはコスト的にも安く，簡単に使用できるメリットが一見ありますが，取り扱いによっては汚染される危険性がとても高いので注意が必要です。さらに，カセットロールの吸収糸では有効期限を過ぎると急激に張力強度が落ちてしまいますので，期限が過ぎるととても危険です。著者はカセットロールは雑用にのみ用い，手術で

Chapter 2 主要な手術器具

表2-8-1	縫合糸の分類

- 素材
  - 天然素材：絹糸（シルク）
  - 合成繊維：ポリグラチン，ポリディオキサノン，ナイロンなどの化学合成品
  - 金属：医療用ステンレス
- 性質
  - 吸収糸：生体に吸収され異物として残らない
  - 非吸収糸：生体に吸収されず異物として残る
- 形状
  - モノフィラメント（単一繊維）
  - マルチフィラメント：撚り糸，編み糸

表2-8-2	縫合糸の製品

- 切り糸：一定の長さと本数でパッケージされている
- カセットロール：長い糸がロール状になっていて，好みの長さにカットして使用
- 針付縫合糸：縫合針一体型

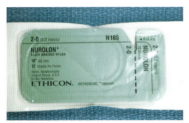
①切り糸

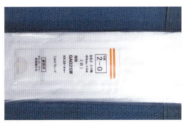
②切り糸

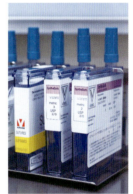
③カセットロール

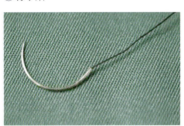
④針付縫合糸

図2-8-1 色々なタイプの縫合糸

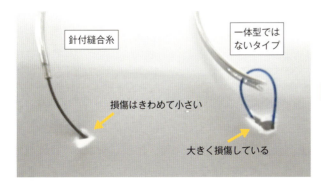

図2-8-2 針付縫合糸と一体型ではないタイプでの損傷の差

同じサイズの縫合針と糸を使用した場合，針付縫合糸の方が組織に対して損傷がきわめて小さい。

表2-8-3 各種吸収糸における生体内抗張力保持期間

- バイクリルラピッド（ポリグラクチン910）
  5日＝50％，およその吸収日数＝42日
- モノクリル（ポリグリカプロン25）
  7～14日＝50％，およその吸収日数＝119日
- マクソン（ポリグリコネート）
  28～35日＝50％，およその吸収日数＝180日
- バイオシン（グリコーマ631）
  14～21日＝50％，およその吸収日数＝90～110日
- バイクリル（ポリグラクチン910）
  14～21日＝50％，およその吸収日数＝56～70日
- PDS Ⅱ（ポリディオキサノン）
  35～42日＝50％，およその吸収日数＝180日

※サイズによって若干異なる
文献1）より引用・改変

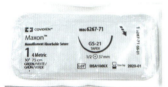
①マクソン（ポリグリコネート）

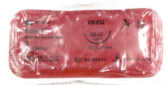
②バイオシン（グリコーマ631）

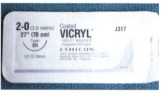
③バイクリル（ポリグラクチン910）

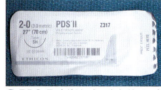
④PDS Ⅱ（ポリディオキサノン）

図2-8-3 各種吸収糸

は使用していません。

　縫合した場所が長期間動いたり，剥がれてしまっては困る所には吸収糸は使用せず，非吸収糸を用います。また，吸収糸は成分によって張力を失う期間が異なりますので，使用目的に合わせて糸の種類を選ぶ必要があります。短期間で張力を失うものとしてはバイクリルラピッドがあります。この糸では生体内での抗張力保持期間は5日で50％，10～14日で0％といわれています。ある程度長く張力を保持する糸としてはバイクリル（ポリグラチン910），PDS Ⅱ（ポリディオキサノン）などがあります（表2-8-3，図2-8-3）。

　非吸収糸は長期間張力の掛かる場所に使用します。例えば心臓，血管，骨などが該当します（表2-8-4，図2-8-4）。非吸収糸はほとんど生体に吸収されず，生涯にわたり糸が残ると思われがちですが，実は10年ほどで分解され，張力を維持できなくなります（ステンレススチールは分解されません）。綿糸も非吸収糸とされていますが，数年で

表2-8-4　各種非吸収糸

〈後で抜糸できる場所や長期間張力の掛かる場所に使用〉
・ステンレススチール：骨など
・ナイロン：皮膚など
・ポリエステル：靭帯，心臓，骨など
・ポリビニリデンフルオライド，ポリプロピレン：心臓血管，皮膚など

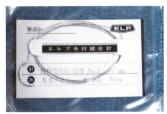
①ステンレススチール

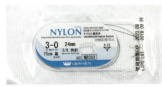
②ナイロン

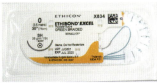
③ポリエステル

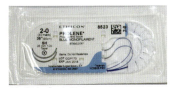
④ポリプロピレン

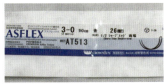
⑤ポリビニリデンフルオライド

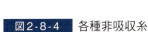
図2-8-4　各種非吸収糸

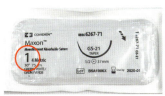
①1

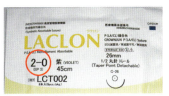
②2-0：0が2つ

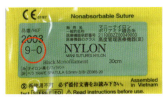
③9-0：0が9つ

図2-8-5　縫合糸のサイズ
0が多くなるほど細い糸となり，1より数字が大きくなると太い糸になる。②の2-0とは0が2つ，③の9-0とは0が9つを意味し，この中では①が最も太く，③が最も細い。

分解・吸収されてしまいます。しかし近年，ポリプロピレンに代わって人の心臓血管手術で使用されているポリビニリデンフルオライドは，体内での分解がほとんどないため，長期間にわたり張力を維持することができます。当然，ポリエステルやポリプロピレンと同様に高価な縫合糸となります。

◆②縫合糸のサイズ：長さ・太さ

　縫合糸の長さは製品によってまちまちですが，基本的には細くなるほど短くなります。太さの単位は，今ではほとんどがUSPサイズ（アメリカ薬局方の基準）で表されています。2-0とは0が2つのことで，9-0とは0が9つのことです。0の数が多いほど

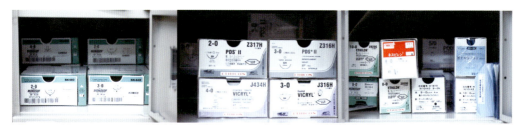

図2-8-6 縫合糸の管理
必要な縫合糸を素早く取り出せるように，種類や使用目的別に分類して保管しておく。

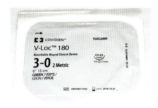

①V-Loc180　②①を開封したところ

図2-8-7 V-Loc

③糸表面の棘　④最初の縫合時に針を通すリング　⑤V-Loc180の4-0を使用して連続縫合をしているところ

縫合糸の表面に棘があり（③），一方向にしか進まないようになっている。最初の縫合では針を組織に貫通させて，その針を糸の最後部にあるリング（④）に通して締めることで組織に固定される。2糸目からは通常通り連続縫合を行っていき，最後は結紮を作る必要がなく，そのまま糸を切る。連続縫合で緩むことがなく確実に縫合できる。

細くなります（図2-8-5）。

このように縫合糸には，多様な素材・性質・形状・サイズがありますので，手術のときに必要なものを素早く取り出せるように種類や使用目的別に分類して保管しておきましょう（図2-8-6）。

◆③特殊な縫合糸・縫合材料

図2-8-7に示したV-Locは特殊な縫合糸です。表面に棘があり，一方向にしか進まないようになっています。連続縫合するときに緩まない構造になっているのですが，締めすぎると緩めることができないので注意が必要です。吸収糸（ポリグリコネート）と非吸収糸（ポリブテステル）があります。吸収糸ではV-Loc90と180があり，それぞれの糸の吸収時間は90が90〜110日，180は180日ほどです。

図2-8-8はCRあるいはトレールという名称の簡単に針が外れるタイプの縫合糸です。CRとはコントロールリリースのことで，糸を引っ張ると簡単に針から抜ける仕組

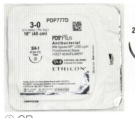
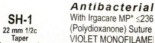

①CR

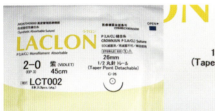

②トレール

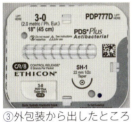
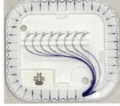
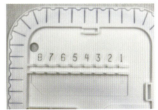

③外包装から出したところ　④パッケージの蓋を開けたところ　⑤針の本数表記

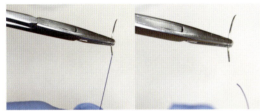

⑥簡単に針が外れるようになっている

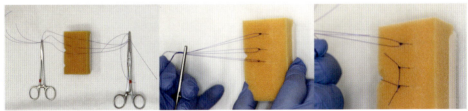

⑦使用法

図2-8-8　CR（コントロールリリース）とトレール

人では心臓手術などに多用される．1パッケージには基本的に8本の針付縫合糸が入っている（③〜⑤）．針の付け根部分で簡単に縫合糸が外せるように作られている（⑥）．逆に言えば，縫合糸が簡単に外れてしまうことから器械結びには適しておらず，一般的な縫合には向かない．初めに糸だけを通しておいて，後から結紮したい術部にCRやトレールを使用する（⑦）．1糸ごとに針を取り除き，必要なすべての縫合糸を通したら結ぶ．もしそのときに縫合糸に針がついていたら術者や助手に針による穿刺事故が起こる可能性があることから，それを防止するためにこのような針付縫合糸が開発された．

8 縫合糸

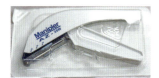
①スキンステープラー
（マニプラー AZ）

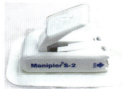
②スキンステープラー
（マニプラー S-2［ミニ］）

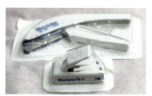
③①と②の大きさの比較

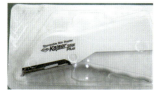
④スキンステープラー（カイザー）

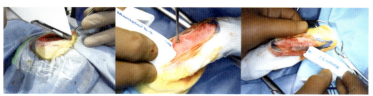
⑤皮膚縫合

図2-8-9 スキンステープラー

ステンレス製の医療用ホチキス。適切に用いれば，皮膚の縫合が飛躍的に早くなる。皮膚を鑷子で持ち上げて外反させることがコツ（⑤左）。⑤の中央ではアリス鉗子を鑷子の代わりに用いて皮膚を外反させている。⑤の右は縫合が終了したところ。

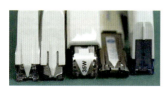
①様々なタイプの先端

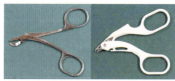
②左：ディスポタイプ，
　右：リユーザブルタイプ

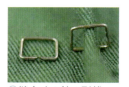
③縫合時の針の形状

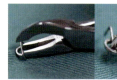
④使用（抜去）法

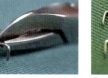
⑤抜去後の針

図2-8-10 リムーバー

リムーバーにも様々なタイプがある（①②）リムーバーの先端下顎で針をすくうように軽く持ち上げて挟む（④）。うまく抜糸ができれば，針は⑤のような形になる。

みを指します。トレールは読んで字のごとく，糸が針から取れるという意味です。これらは名称が違うだけで，使用方法は全く同じです。縫合時に，初めに必要な数の糸だけを先に通しておいて，それから手結びしていく方法があり，その場合に使用します。

　特殊な縫合材料として，スキンステープラーというステンレス製の医療用ホチキスが

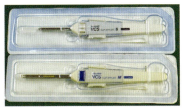 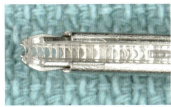 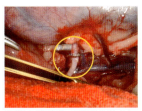

①全体像　　②先端　　③猫の腎移植で動脈の吻合に使用したところ

図2-8-11 VCSクリップ
血管吻合用の特殊な縫合材料。

あります(図2-8-9)。使い捨て(ディスポ)タイプと繰り返し使用できる(リユーザブル)タイプがあります。これを用いることで皮膚の縫合が飛躍的に早くなり、手術時間の短縮につながります。現在では動物医療にも使われるようになりましたが、まだまだコスト的には高いのが現状です。本体の形状は色々で、針の幅や高さにも種類があります。動物の皮膚で使用するにはいくつかのコツがありますが、最も重要なことは皮膚を鑷子で持ち上げて外反させることです。動物は人にくらべて皮膚が薄く、とても柔らかいため、針がすぐに外れたり回転してしまうからです。回転すると元の位置に戻してから抜糸しますので、痛みが出ます。コツを覚えて確実に縫合できれば、治癒期間が短縮でき、傷跡もきれいになります。抜糸時には専用のリムーバーを使用します(図2-8-10)。専用のリムーバーを使用することで、抜糸時の痛みを和げることができます。動物の皮膚に使用する場合には、リムーバーの先端下顎が薄い方が便利です。

さらに特殊な縫合材料として、血管吻合用のVCSクリップがあります(図2-8-11)。縫合糸で血管を吻合すると血管内壁にどうしても縫合糸が露出してしまいますが、VCSクリップではそのようなことは起こりません。スキンステープラーのように先端から針が出てきて血管壁を挟むのですが、VCSクリップは針の先端が鈍になっているため、血管壁を貫通しないからです(外反した血管壁を挟むだけ)。もちろん手術用顕微鏡を使用した手術になりますし、動物のように細くて薄い血管壁への応用は相当な熟練が必要で、2mmの血管を吻合できる技術がなければVCSクリップも使いこなせません。

Column　**絹糸(シルク)について**

10数年前に絹糸による肉芽腫の報告が相次ぎ、「絹糸＝悪い糸」という風評が立ち、絹糸がたいへん悪者扱いされてしまいました。すべて絹糸のせいにされ、獣医師側の過失については誰もふれません。私見ですが、絹糸ばかりが悪いのではなく、感染(不十分な滅菌による)と異物反応および不注意な取り扱いが、原因のかなりの率を占めると

考えています。

　絹糸には大きく分けて2種類あります。繭から取り出されたままの状態の糸を生糸といいます。生糸からsericin（絹糸の繊維に付着しているゼラチン質の蛋白質）をアルカリ処理し除去した糸を練糸といいます。練糸の方がより光沢と柔軟性があります。

　練糸を編み糸状にして表面にコーティング処理を施したものが軟質絹糸，すなわち一般的にサージカルシルクと呼ばれている糸です。生糸のまま撚り糸状にして，表面にコーティング処理を施していない糸を硬質絹糸と呼んでいます。現在のように合成品の縫合糸がなかったころ，硬質絹糸は優れた糸だったのです。日本独特の糸と言っても過言ではありません。日本は養蚕が盛んでしたので絹糸を手術用の縫合糸として使用してきました（諸外国では綿糸を使っていました）。硬質絹糸の優れている点は，滑りやすさと結紮力です。sericinが滑りやすさを作っています。さらに1度結紮を作るとなかなかほどけない結紮力があります。滑りやすくてほどけにくい。これは手術用縫合糸としては理想的です。

　しかし欠点もあります。sericinは良質の蛋白質ですので，細菌の温床になってしまいますし，コーティング処理もしてありませんので，毛細管現象が起き感染源になりやすいのです。さらに生体にとっては異種蛋白ですので，局所反応が強くなります。また，撚り糸ですのでほぐれやすく，また独特の硬さをもっているため，1度生理食塩液に浸して柔らかくしてから使用しなければならないという手間があります。

　このような欠点を取り除いて登場したのが，軟質絹糸すなわちサージカルシルクです。滑りやすさの元であるsericinを取り除き，その代わりに滑りやすくするためシリコンコーティングが施されました。また，撚り糸ではなく編み糸にすることで丈夫さと柔軟さを確保したのです。

　また，一昔前に眼科でよく使用されていたバージンシルクは通常に使用する繭よりも若い繭から取れた生糸を使っています。

　このように同じ絹糸でも性質はまるで異なります。

　絹糸は非吸収糸に分類されますが，実は長い年月の間に吸収されてしまいます。数年前に避妊手術した犬を他の病気で開腹手術をしたとき，結紮した卵巣動脈や子宮膣部を見てみると絹糸がなくなっていることを多々経験しています。著者自身，今でもサージカルシルクを使用することがあります（さすがに硬質絹糸は使いませんが）。絹糸はその結節がほどけにくいため，緩んでは困るような所に使います。使う場所と方法さえ誤らなければ，使い勝手のよい縫合糸といえます。ただし，他にも優れた糸がありますので，組織反応を起こしやすいといわれている絹糸は徐々に使わなくなってきました。いずれにしても，絹糸の利点と欠点，使用する場所や方法を十分に理解して使用すれば問題はないと考えます。

理想的な縫合糸を語るのであれば，モノフィラメントの吸収糸である程度の期間張力を保て，現在手に入るものとしてPDS ⅡやLACLONがそれに当てはまります。ただし日本では未だに高価な糸です。しかし高価であってもトラブルの少ない糸であれば，トラブルが起きたときのことを考えると費用対効果として決して高いものではありません。サイズは使用する場所や傷の程度などで異なります。猫や小型犬では3-0がメインとなります。中型犬では2-0または1-0，大型犬でも1-0か1で十分でしょう。著者は，消化管などには4-0を使用しています。身体に残さず捨ててしまう糸にPDS ⅡやLACLONを使う必要はありませんし，残す場合でも吸収されてよい場所と，吸収されては困る場所がありますので，それぞれに見合った縫合糸を選択することが重要です。

　勘違いをされては困ることは，いくら理想的な縫合糸を使用しても，縫合糸に対する十分な知識がなければ何か起こったときに縫合糸のせいになってしまうということです。100％安全な糸はありません。体にとって人工物はすべてが異物です。だからといって，縫合糸を使わないわけにはいきません。そのためには縫合糸の取り扱い，結紮方法，特性，用途などを十分に理解しなければなりません。さらに，自身の手術技術が伴わなければ，よい結果は出ません。例えば，パウダー付きの手術用手袋で手術をするとき，表面に付いているパウダーを拭い取ってから手術を行う獣医師はどの程度の割合でしょうか？　あのパウダーも異物反応を起こすのです。肉芽腫や癒着の原因が指摘され，今後販売されなくなります。縫合糸をパウダー付きの手袋で使用した場合，糸の結紮部に手袋のパウダーが塊として残る可能性が十分考えられます。そうなればパウダーが原因の肉芽腫や癒着が起こることが容易に想像できます。過去に絹糸による肉芽腫の報告がありましたが，当時，著者が知る限り著者以外に誰ひとりとして手袋のパウダーのことを指摘している人はいませんでした。もしも絹糸が肉芽腫の原因だとすれば，パウダー付き手袋が販売中止になるように絹糸も販売中止になると思うのですが，未だにそのようなことはなく，販売されています。

　縫合糸だけのせいにすることなく，自身の手術手技をもう一度見直してみてください。高度な手先の技術も必要ですが，細かなことまで気を配ることができるかどうかが，安全な手術を行う上でさらに大切なことなのです。

参考文献

1) Spencer A. Johnston, Karen M. Tobias (2018): Veterinary Surgery: Small Animal, 2nd ed, pp.210-218, Elsevier.

9 ドレープ

　ドレープには，人・体・物を布などで覆うという意味があります。つまり，外科手術では動物の体，手術器具，テーブルなどを覆い隠すものを指します。その目的は不潔な所を清潔にすることです。外科でいう清潔とは，滅菌された状態のことであり，不潔とは未滅菌の状態のことを指します。

　従来，布製ドレープが使用されてきましたが，使いやすさ，経済性，非感染性などから，人医療では使い捨て（ディスポ）製品が主流になっています。動物医療では，まだまだ布製が主に使われていますが，次第にディスポドレープに替わっていくでしょう。形状については，穴がないものと，穴があいているものがあります（図2-9-1）。

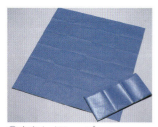
①穴なしドレープ

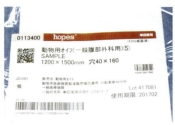
②穴あきドレープ（パッケージ）

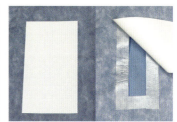
③穴あきドレープ（有窓の部分）

図2-9-1　ドレープ：穴なしと穴あきタイプ

ドレープには穴のあいていないもの（①）と，あいているもの（②）に大きく分けられる。穴の形状は色々あり，特注で大きさを指定することも可能。③は有窓の周囲に両面テープが付いているタイプの穴あきドレープ。

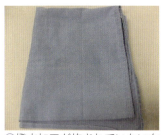
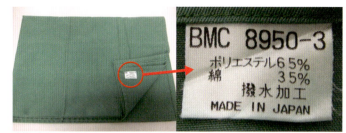

①撥水加工が施されていない布製ドレープ　②撥水加工が施されている布製ドレープ

図2-9-2 布製ドレープ

布製ドレープには，撥水加工が施されていない製品（①）と撥水加工が施されている製品（②）がある。撥水加工の効果は使用を重ねると落ちるため注意が必要。撥水加工がされていないドレープは濡れない場所にしか使用できない。

表2-9-1 不織布の製法

- 湿式法：従来から行われている製紙方法と同じ製法。一般的にこの製法の不織布は非常に短い繊維でできており強度もあまり強くない
- 乾式法：文字通り水を使わないで不織布を作る製法。ふわふわした綿状シートを作り，接着樹脂を必要量塗布し，プレスにより乾燥して仕上げる。比較的長めの短繊維でできているため，丈夫な不織布となる
- スパンボンド法：樹脂を溶融し，繊維として噴出し，熱ロールでエンボス加工を施しシート状にしたもので，薄くても柔らかくて丈夫な不織布ができる
- ウォータージェット法（柱状流法）：乾式法と同じ機械でできたウェブ（繊維を重ね合わせた状態）を上下から高圧の水流（細い水鉄砲状）を掛け繊維を水の圧力で絡ませ，乾燥させた不織布で，不織布の中では最もソフトな仕上りで，不純物がなく衛生的

◆①布製ドレープ

　布製ドレープには，撥水加工が施されていない製品と施されている製品があります（**図2-9-2**）。撥水加工がされているといっても，使用しているうちに撥水効果が落ちてきます。穴があいてボロボロになるまで使っているのを見掛けることがありますが，ドレープとしての役割を果たしていませんので，新しいものと交換しなければなりません。当然，撥水加工がされていないドレープは濡れない場所にしか使用できません。

　医療用ドレープが備えていなければならない条件に，塵が少ない，フィット感，撥水・防水性，バクテリアの遮断，通気性，水蒸気を透過させることなどがあげられます。これらの条件が満たされなければ，清潔な手術ができないことになります。これらの条件を満たすものとしては，不織布が医療用のドレープの最適素材にあげられます（医療用不織布）。

　不織布は**表2-9-1**に示した製法に大きく分かれます。

表2-9-2　ディスポドレープのメリット
・安全性：病原微生物などで汚染されたものを廃棄処分することにより（シングルユース），1人（頭）の患者から他の患者への汚染の拡散，および汚染されたものを処理する過程での医療従事者への感染やその他の影響を完全に排除できる
・利便性：常に直ちに使用できるため，在庫さえあれば緊急使用，大量使用が可能。使用後は廃棄するため，処理が簡便
・機能性：1回しか使用しない（常に新品である）ため機能が一定している
・経済性：使用したものの洗浄・修復，滅菌操作に必要な人員や設備が不要なため経済的

◆②ディスポドレープ

　布製ドレープと比較したディスポドレープのメリットは**表2-9-2**のとおりです。

　まず，安全性が確保されていることが最も重要な要素です。血液の付いた布製ドレープでは，それを処理する過程，例えば洗濯などをするスタッフに感染の危険がありますし，使用するものすべてが汚染する可能性もあります。ディスポドレープは1回限りの使い捨てですので，これらの危険性から解放されます。

　次に利便性があげられます。ディスポドレープはすぐに使うことができますし，オーダーで色々な組み合わせ（パッケージ）も可能です。使用後の処理も医療用産業廃棄物として廃棄するだけですので簡便です。

　機能性も大切です。ディスポドレープには色々な規格がありますので，それぞれの動物病院に合ったサイズのものを常備すれば，常に新品の同一製品が使えるので機能が一定しています。

　さらには経済性も重要です。再使用の布製ドレープでは，使用後血液や蛋白質などの脱脂操作，洗濯，乾燥，毛取り（動物病院では洗濯後に動物の毛が大量に付着している），パッケージ，滅菌とかなりの手間が掛かります。さらにはドレープに毛が残っていたり，血液や蛋白質などが完全に取れていない経験が誰しもあるはずです。再使用できる布製ドレープの方がディスポドレープにくらべ安上がりに思われがちですが，これらの手間を考慮した場合，一概にそうとはいえません。一昔前ならディスポドレープは高価でしたが，今では安価になっています。さらには，スタッフが布製ドレープを再使用するために費やす時間は軽視できません。人件費からみてもディスポドレープを使用する方が明らかに経済的です。

◆③撥水・防水・吸水

　医療用不織布の性能は，撥水，防水，吸水に分けられます。撥水，防水，吸水の違いを水玉でくらべると，撥水と防水では水玉の出来方が異なることに注目してください。撥水の方が防水にくらべて大きい水玉を作るので，より水分を弾き返すことになります。当然，吸水では水分が浸み込んでいきます（**図2-9-3**）。

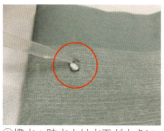 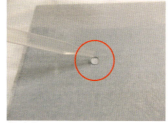 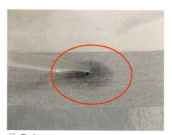

①撥水：防水より水玉が大きい　②防水　③吸水

図2-9-3 布製ドレープ(医療用不織布)の性能
①撥水…血液，生理食塩液などをはじく
②防水…血液，生理食塩液などの浸み込みを防ぐ（ラミネート加工）
③吸水…血液，生理食塩液などを吸収する

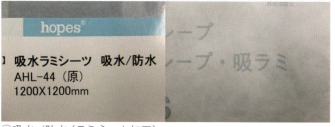 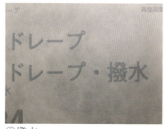

①吸水／防水（ラミネート加工）　　　　　　　　　②撥水

図2-9-4 ディスポドレープの性能
①表と裏で性能が異なる。片面が吸水で反対面が防水（ラミネート加工）のタイプ。左が袋の表面に表示されている内容で，右はその裏面。
②両面とも撥水。

　ディスポドレープでは製品ごとに，撥水，防水，吸水の区別が印刷されています（図2-9-4）。吸水／防水と記載されている製品は，表裏の機能が異なります。片面が吸水で反対面が防水加工されていることを意味します。単に撥水と記載されている場合には，両面とも撥水加工が施されています。

　撥水，防水，吸水はそれぞれ使われる場所が異なります。例えば吸水加工のドレープを器具台には使用しませんし，撥水加工のドレープを術野にはあまり使いません。吸水／防水のドレープが主に術野に使用されますが，さて，どちらの面を患者側に覆うのでしょうか？　答えは，防水面です。吸水面を術者側に出すのです。理由は，術野からの出血などを吸収させるためです。特に動物の場合，全身が毛で覆われており，術前に術野の洗浄をしている場合には，吸水面を動物側にしてしまうと，体毛に付いている汚れた水をドレープが吸ってしまい，ドレープの開口部が汚染されてしまいます。また，防水面が術者側ですと，血液や洗浄液などが吸収されず，すべて床に落ちてしまいます。使用目的に合わせて撥水，防水，吸水面を使い分けてください。

◆④ドレーピングの例

ドレープの使用例を**図2-9-5**に示します。

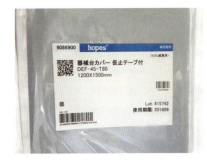
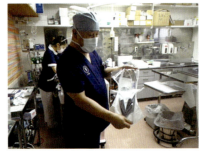

①器具台カバーを敷くところ

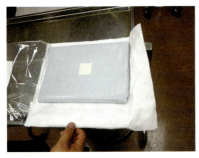
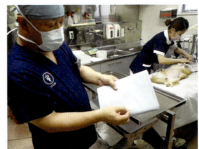

②仮止めの付いている器具台カバー。センターに仮止め用の両面テープが付いているので，それを剥がす

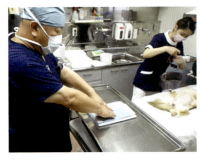
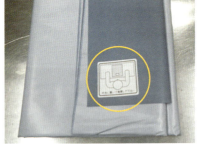

③器具台カバーに指示されている向き（写真右：丸囲みの模式図）に合わせ，器具台カバーの仮止め用の両面テープ部分を器具台のセンターに置く

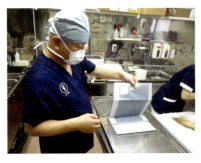
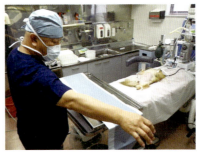

④専用の器具台カバーには，滅菌していないスタッフが触ってもよい所があるので，その部分をつまんで器具台を覆う

図2-9-5 ドレーピングの例

Chapter 2　主要な手術器具

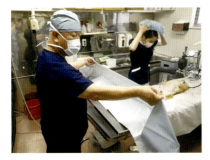
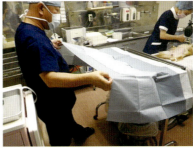

⑤左右の展開が終わったら前後の展開を行う

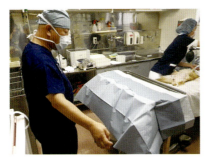
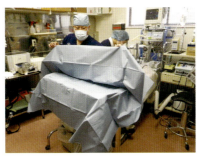

⑥④と同様に滅菌していないスタッフが触ってもよい所のみをつまんで展開する

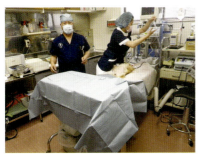
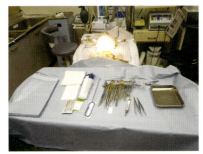

⑦器具台カバーの展開が終わり，必要な手術器具や消耗品を器具台カバーに乗せたところ

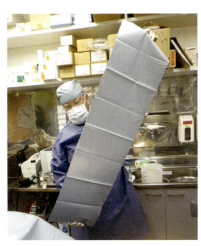
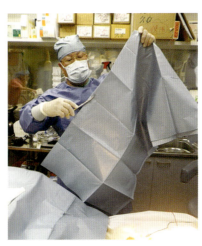

⑧動物へのドレープは滅菌したスタッフが行う．このドレープは有窓ではないため，ドレープを広げ，剪刀を使用して手術に必要な大きさの穴を作る（写真右）

97

9 ドレープ

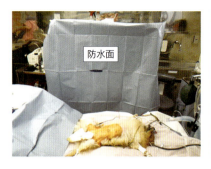
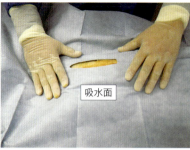

⑨吸水／防水タイプのドレープの場合，防水面を動物側に，吸水面を術者側にする

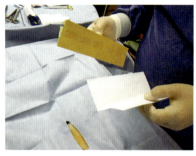
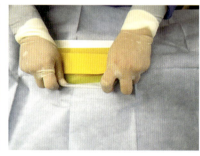

⑩有窓部分から露出している皮膚をフィルムドレープで覆う

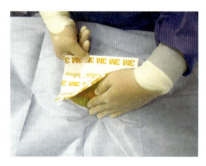
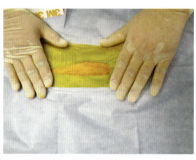

⑪フィルムドレープで露出した皮膚を完全に覆い隠すことが重要

図 2-9-5

10

マイクロサージェリー

　マイクロサージェリー(Microsurgery)とは手術用顕微鏡を使用した微小外科と定義され，脳神経，血管，眼科などの手術が該当します。動物医療の分野でもマイクロサージェリーは必要な技術となってきています。動物医療においてマイクロサージェリーが必要な手術としては，血管手術，尿管・尿道手術，総胆管手術，脳・脊髄神経手術，眼科手術，エキゾチックペットの手術などがあります。

◆①手術用顕微鏡と拡大鏡
　マイクロサージェリーとは手術用顕微鏡(図2-10-1)を使用した微小外科であると述べましたが，拡大鏡(図2-10-2)を使用した微小外科も広い意味ではマイクロサージェリーとして扱ってよいでしょう。通常，拡大鏡を使用する手術では主に2.0～2.5倍

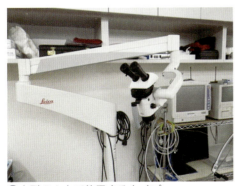
①小型の1人で使用するタイプ

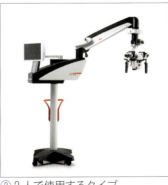
②2人で使用するタイプ

図2-10-1 手術用顕微鏡
①は小型の手術用顕微鏡。主に動物医療や人の歯科医療で使用されていて，1人で使用するタイプ。②は2人で使用するタイプ。

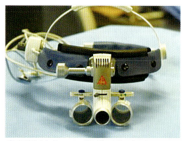
①光源付きヘッドギアタイプ

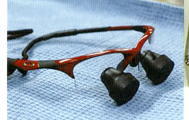
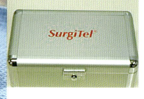
②術者1人ごとの目の幅や視点に合わせて作るオリジナルタイプ

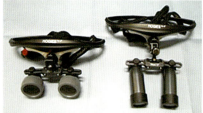
③一般的なもの

④メガネ付きタイプで術者の視力によって
メガネにレンズを入れられる

図2-10-2 拡大鏡

拡大鏡には色々なタイプがある。①は光源付きのヘッドギアタイプで，2.0～2.5倍．②③④はメガネタイプのもので，レンズの長いものは6.0倍でかなり重い。②は1人の術者専用のオリジナルタイプで，倍率も自由に選ぶことができるが，その分，かなりの高額となる。③はレンズが可動するので，複数の術者で共有が可能。④メガネに術者の視力に合った度数のレンズを入れられるタイプ。

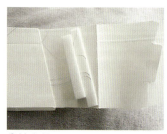
①拡大前

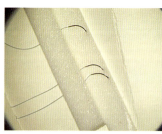
②拡大（6.4倍）

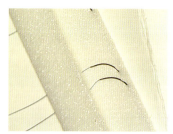
③拡大（10倍）

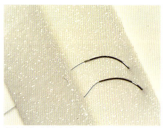
④拡大（16倍）

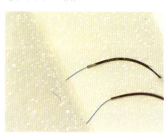
⑤拡大（25倍）

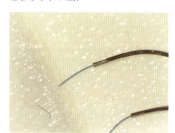
⑥拡大（40倍）

図2-10-3 手術用顕微鏡の倍率による見え方の違い

のレンズを使用しますが,より微細な手術となると6.0倍の拡大鏡を使用します。6.0倍の拡大鏡は重くて長いため,上手に扱うには慣れが必要となります。

手術用顕微鏡を使用したときの大きさの見え方の違いを図2-10-3に示します。例えば,直径1.0 mmの血管吻合となると,40倍くらいの倍率を使用しないと難しくなりますし,当然ですが少しの手ブレでも大きなブレに見えます。トレーニングでは手術用顕微鏡を使用することが難しい場合がありますが,トレーニングであれば練習用実体顕微鏡でも十分に行うことができます(図2-10-4)。

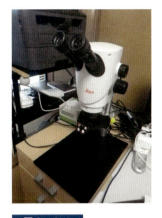

図2-10-4
練習用実体顕微鏡

◆②トレーニング

マイクロサージェリーでは姿勢が重要です。背筋を伸ばし肘を絞って行います。肘付きのチェアを使って肘を固定

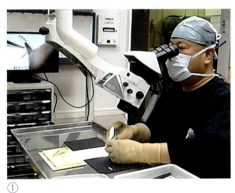
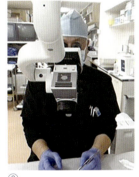
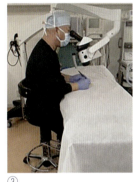

① ② ③

図2-10-5 姿勢
背筋を伸ばし肘を絞って行う(①②)。肘付きのチェアを使って肘を固定してもよい(③)。

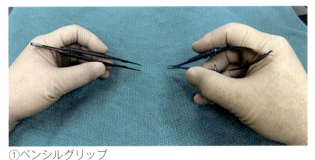
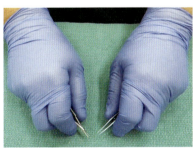

①ペンシルグリップ　　　　　　　　　　②パームグリップ

図2-10-6 グリップ
血管手術ではペンシルグリップ(①)を用い,眼科手術ではパームグリップ(②)を用いる。

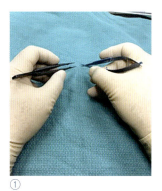
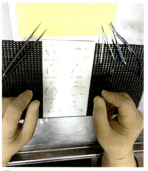

図2-10-7 器具の配置
顕微鏡の鏡筒から目を離さないで必要な手術器具が取り扱えるよう（①），同じ所に同じ向きで常に配置する（②）。

① ②

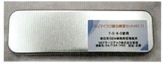
①

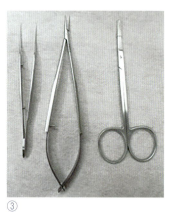
③

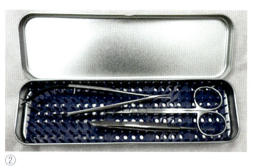
②

図2-10-8 トレーニング用の手術器具
7-0，8-0の縫合糸を使用するトレーニング用のセット。使用する縫合糸のサイズによって使用する器具が異なる。マイクロサージェリーで用いる器具はとてもデリケートであるため，実際の手術に用いるものとは別にトレーニング用器具を用意しておく。なお，7-0，8-0の縫合糸を使用する場合にはこの器具で十分だが，9-0や10-0の縫合糸を使用する場合には，持針器や鑷子の先端がもっと細くなり，剪刀もスプリング式を使用する。

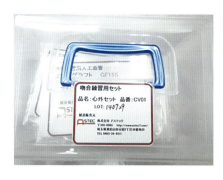

図2-10-9 トレーニング用セット
人の心臓血管手術の血管吻合をトレーニングできるセット。動物医療においても血管手術のトレーニングに活用できる。

してもよいでしょう（図2-10-5）。

　血管手術での器具はすべてペンシルグリップを用います。眼科手術のときはパームグリップが多いようです（図2-10-6）。顕微鏡の鏡筒から目を離さないで必要な手術器

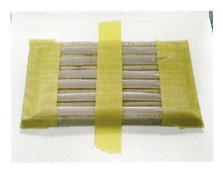

図2-10-10 トレーニング用血管模型

血管模型にも色々な種類があり，技術レベルに合わせて選択できる。

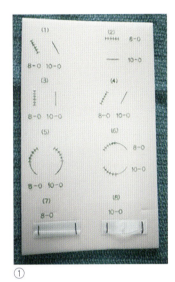

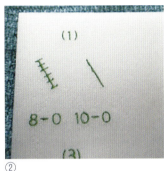

図2-10-11 縫合トレーニング用シート

(1)～(8)の順に練習していく。使用する糸は8-0と10-0で，それぞれシートに印刷してある通りに縫合を行う。(1)では左上から右下に向かって線が描かれている（②）。まずは8-0の針糸で斜め線と直角に交差している線に沿って単純結紮縫合する。この操作を(6)までの線で同じように行う。次に10-0の針糸を使って8-0で縫合したときと同じように単純結紮を行う。きちんと等間隔で縫えるようにする。練習ではシートを縫いやすい方向に動かさないことが肝心。シートは縦向きに固定する。

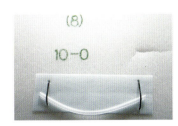

図2-10-12 トレーニング用血管模型（10-0縫合糸での練習用）

最も単純な円筒形のビニールチューブの血管模型。切断して10-0の針糸で吻合の練習を行う。

具が取り扱えるよう，手術器具はいつも同じ所に同じ向きで配置します（図2-10-7）。

マイクロサージェリー専用のセットや模型，シートが市販されていますので，トレーニングにあたってはそれらを活用します（図2-10-8～16）。

◆③マイクロサージェリーで用いる手術器具

マイクロサージェリーで基本となる器具・器材は，持針器，剪刀，鑷子，手術用顕微鏡，針付縫合糸（7-0～10-0）です。マイクロサージェリー用に作られたものを使用しま

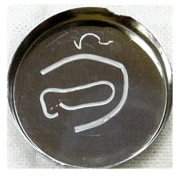
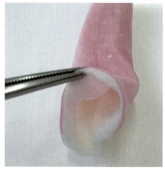

図2-10-13 トレーニング用血管模型

血管模型にも色々な種類がある。この模型はより本物に近い材質で、あえてもろく作られていて、手荒な取り扱いをすると簡単に破けてしまう。

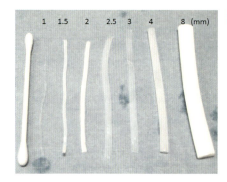

図2-10-14 様々なサイズのトレーニング用血管模型

内径の直径が1〜8mmまでの血管模型。太い模型から始め、技量に応じて段階的に細い模型を使用していく。初心者がいきなり1mmの血管模型を吻合することはほぼ不可能。
画像提供：岩井聡美先生（北里大学）

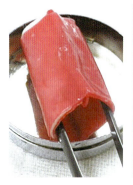
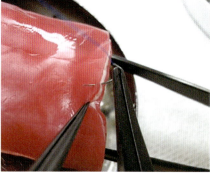

図2-10-15 トレーニング用腸管模型

粘膜、筋層、漿膜の3層構造をしている。

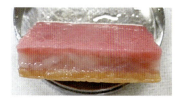
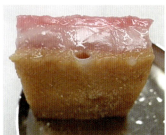

図2-10-16 トレーニング用皮膚模型

皮膚、皮下織、皮下脂肪や血管も付属している。

す。もちろんすべての手術で同じものが使用されるわけではなく、例えば血管手術の場合、脆弱な柔らかい組織となりますので縫合針は丸針が用いられますし、眼科手術では

Chapter 2 主要な手術器具

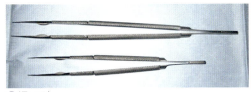
①鑷子型

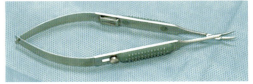
②スプリングハンドル型

図2-10-17 持針器

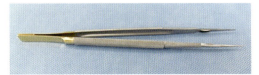
①全体像

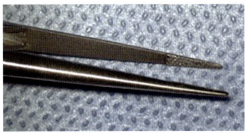
②先端（タングステンカーバイト）

図2-10-18 鑷子型持針器
鑷子型持針器の先端は針が滑らないようタングステンカーバイトになっているものもある。

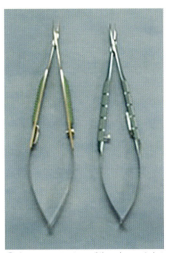
①左：ステンレス製，右：チタン製

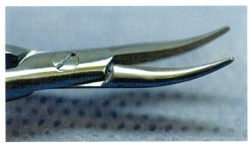
②チタン製の先端

図2-10-19 スプリングハンドル型持針器

硬い組織となりますので，角針が用いられます。縫合糸は基本的にはナイロン，ポリプロピレン，ポリビニリデンフルオライドなどを使用しますが，太さは様々で，例えば血管手術では6-0以下の細い糸を使用します。

◆④持針器
　マイクロサージェリーで使用する持針器には，鑷子型とスプリングハンドル型があり

ます(図2-10-17)。鑷子型持針器の先端は針が滑らないように，タングステンカーバイト付きのものもあります(図2-10-18)。そして，最も多用されているのがスプリングハンドル型です(図2-10-19)。使用する針の大きさにより先端の細さを選択します。8-0〜11-0，針サイズでは4〜6 mmという，埃ぐらいにしか見えない針糸を扱う持針器であり，それよりも大きなサイズの針を使用すると先端の破損や変形を起こして使用不能になりますので，くれぐれも針に合わせた先端の持針器を使用しなければなりません。先端は曲と直があり，チタン製もあります。チタン製の持針器はとても軽くて丈夫ですが，高価です。

スプリングハンドル型には，ロック式(ロック機構あり)とアンロック式(ロック機構なし)があります。それぞれ一長一短がありますが，9-0〜11-0などの縫合糸を使う場合は，アンロック式

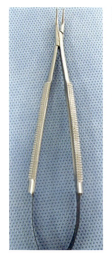

図2-10-20
アンロック式
(ロック機構なし)
持針器
より細い針の把持にはロックなしの方が使いやすい。

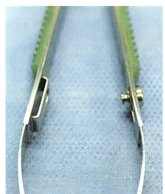
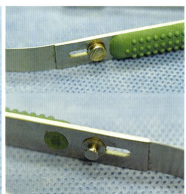

図2-10-21 ロック機構①
フックをスライドさせてロック操作する。フックを操作しなければ，アンロックとして使用できる。

①ロックが掛かっていない状態　②フック部分

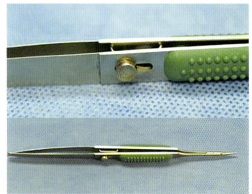

③ロックが掛かった状態

の方が扱いやすいでしょう（図2-10-20）。理由は，ロック式の場合，ロックを外すときに思わぬ力が先端に加わり，吻合時に血管壁を裂いてしまうことなどの事故の原因にもなりかねないからです。一方，ロック式の利点としては，ハンドルに力を入れなくても針が外れないことです。持針器に慣れていない初心者向きといえます。

図2-10-21のタイプは，フックをスライドさせてロック操作します。したがって，フックを操作しなければ，アンロックとして使用できます。図2-10-22のロック機構は，柄の部分を握るたびにロックと解除を繰り返す，ローテーションタイプとなっています。ロック式ではたいへん使いやすいタイプです。図2-10-23もローテーションタイプのロック機構の持針器です。このようにロック機構も様々ですが，術者の好みで選

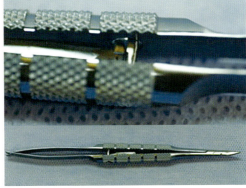

図2-10-22 ロック機構②
柄の部分を握るたびにロックと解除を繰り返すローテーションタイプ。

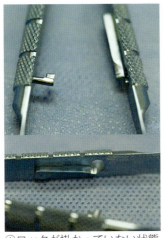

①ロックが掛かっていない状態
②ロックが掛かった状態

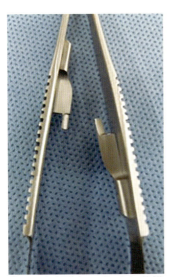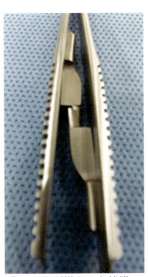

①ロックが掛かっていない状態　②ロックが掛かった状態

図2-10-23 ロック機構③
これもローテーションタイプ。

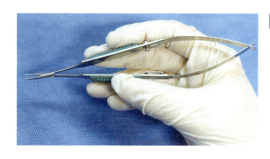

図2-10-24 スプリングハンドル型持針器の把持の仕方
ペンシルグリップでホールドする。

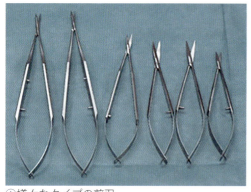

①様々なタイプの剪刃

②上：曲，下：直

図2-10-25 剪刃

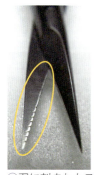

①刃に刻まれたスケール

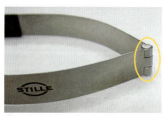

②バネのジョイント部

図2-10-26 剪刃（刃先とバネのジョイント部に特徴があるタイプ）

ばれます。初心者が練習で使用するときには，初めはロック式の方が扱いやすいでしょう。
　スプリングハンドル型は他の持針器とグリップの仕方が異なります。ペンシルグリップでホールドします（**図2-10-24**）。

◆⑤剪刃

　マイクロサージェリーで使用する剪刃もほとんどがスプリングハンドル型です。先端の刃が幅広いタイプから細いタイプまであり，それぞれに直と曲があります（**図2-10-**

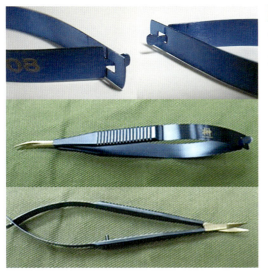

図 2-10-27 一般的なバネのジョイント部
バネの強さや反発力をジョイント部で逃がす構造になっている。術者はそのぶれを指で無意識に矯正している。

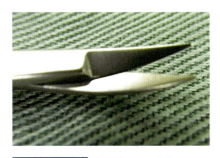

図 2-10-28 剪刀（チタン製）
片刃が鋸状で切開する組織が滑りにくい。

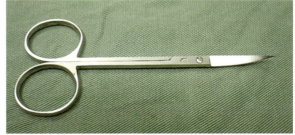

図 2-10-29 眼科剪刀
糸切りや雑用の剪刀としてよく使われる。

25）。高価なものでは，刃に 0.1 mm 間隔で定規のようにスケールが刻んであるものもあり，正確な長さで切離するときに役立ちます（図 2-10-26①）。また，この剪刀はバネのジョイントに特徴があります。通常は左右のバネを組み合わせているだけですが（図 2-10-27），この剪刀では蝶番のように組み合わされています（図 2-10-26② 丸囲み）。そのため，バネのぶれがなく，刃先も安定しています。図 2-10-28 はチタン製の剪刀です。片刃が鋸状になっており，それによって切開する組織が滑りにくくなっています。図 2-10-29 は眼科剪刀で，マイクロサージェリーでは糸切りや雑用の剪刀としてよく使われます。

◆⑥鑷子

マイクロサージェリーで使用する鑷子では，先端が一段高く盛り上がっているタイプがあり，その部分をプラットホームといいます。図 2-10-30 の鑷子はプラットホーム

10 マイクロサージェリー

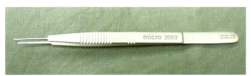
①全体像

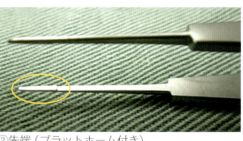
②先端（プラットホーム付き）

図2-10-30 プラットホーム付き鑷子
先端の一段高く盛り上がっている部分をプラットホームという（②丸囲み）。

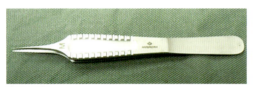
①全体像

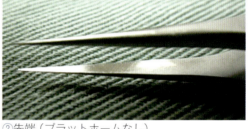
②先端（プラットホームなし）

図2-10-31 プラットホームがない鑷子

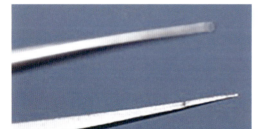
①直（無鉤）

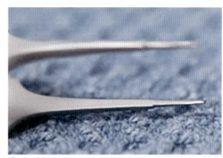
②直（有鉤）

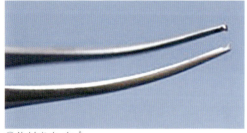
③鉤付きタイプ

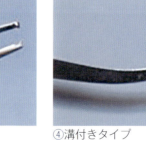
④溝付きタイプ

図2-10-32 鑷子の先端の形状

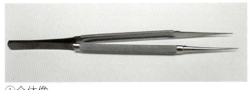

①全体像　　　　　　　　　　　　　②ダイヤモンドダスト

図2-10-33 鑷子（DDJ）

プラットホームにダイヤモンドダストを吹き付けたタイプ。滑りにくく，確実に組織や針糸を把持できる。

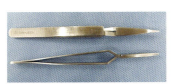 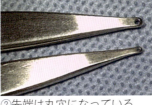 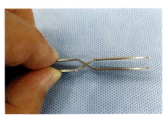

①全体像　　　　　　②先端は丸穴になっている　　　③つまむと先端が開く

図2-10-34 動脈切開用鑷子①

ハンドル部分を押すと先端が開き，ハンドルを放すと先端が閉じる仕組みで，一般的な鑷子（ピンセット）とは逆に作動する。

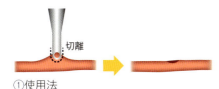

図2-10-35
動脈切開用鑷子②
動脈の一部をつまみ上げ，鑷子の先端に沿って鋭利なメスで動脈をカットする。動脈の太さに合わせて1.2および2.0 mmがある。

①使用法

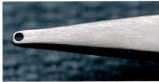 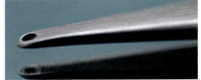

② 1.2 mm　　　　　　③ 2.0 mm

付き鑷子です。②の丸囲みの部分がプラットホームです。プラットホームのない鑷子もあります（**図2-10-31**）。先端の形状は，直または曲があり（**図2-10-32**），さらに先端に鉤の付いているタイプや溝の付いているタイプがあります（**図2-10-32**②③④）。鉤や溝の付いているタイプは，血管やリンパ管の手術ではほとんど使用することはなく，主に眼科手術などで使用されます。また，先端のプラットホームにダイヤモンドダストを吹き付けているタイプも販売されています（DDJ，**図2-10-33**）。このタイプは，滑りにくいため，確実に組織や針糸を把持できます。

　特殊な鑷子として，動脈切開用鑷子があります。このタイプは逆作動鑷子（ピンセッ

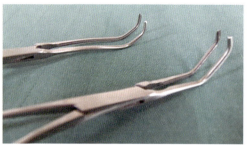

①奥：ミニサテンスキー，手前：通常サイズのサテンスキー

図2-10-36 サテンスキー鉗子

先端の大きさが異なるサテンスキー。猫の腹部大動脈のような小さい血管から大型犬の大動脈まで，手術の目的に合わせて各種サイズを用意する必要がある。

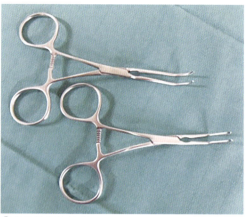

②ミニサテンスキー

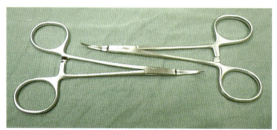

①マイクロモスキート鉗子

図2-10-37 モスキート鉗子

マイクロサージェリー用の先端は一般的なものの1/2程度の細さ（②）。

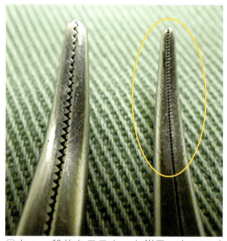

②左：一般的なモスキート鉗子，右：マイクロモスキート鉗子

ト）といって，一般的な鑷子とは逆に動きます。つまり鑷子のハンドル部分を押すと先端が開き，ハンドルを放すと先端が閉じる仕組みになっています（図2-10-34）。実際の使用法は，動脈の一部をつまみ上げ，鑷子の先端に沿って鋭利なメスで動脈をカットします（図2-10-35①）。動脈の太さに合わせて1.2および2.0 mmがあります（図2-10-35②③）。

◆⑦鉗子・血管クランプなど

　マイクロサージェリーを行う上で最低限必要な器具として，他にも鉗子（サテンスキー，モスキート），各種血管クランプ，支持糸を保定する結紮鉗子などがあります。

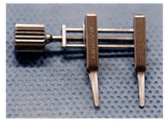
①血管吻合用クランプ

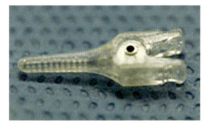
②使い捨ての血管クランプ

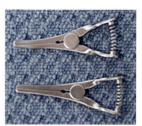
③血管クランプ（ブルドック鉗子）

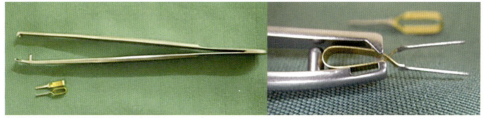
④脳外科などで使用される血管クランプ

図2-10-38 各種血管クランプ
①は血管吻合用クランプで，左側のねじを回すことで，左右の血管断端が近付くようになっている。②は使い捨てタイプ。③はブルドック鉗子と呼ばれるもの。血管の太さによって色々な大きさがあり，手術目的に合わせて選択する。④は脳外科などで使用されているもの。専用の鑷子でつまんで使用する。クランプをつまんで先端を開き，血管を挟んだら離す。

図2-10-36はマイクロサージェリーで使用するサテンスキー鉗子ですが，血管の大きさによってサイズが変わります。猫の腹部大動脈のような小さい血管から大型犬の大動脈まで，手術の目的に合わせて各種サイズを用意する必要があります。図2-10-37はマイクロサージェリー用のモスキート鉗子で，先端は一般的なモスキート鉗子の1/2ほどの細さになっています。

図2-10-38には主な血管クランプを示します。手術の目的に応じ，それぞれ選択します。

血管の手術では支持糸の役割がたいへん重要となりますが，その支持糸を挟んで支持するための結紮鉗子が図2-10-39です。狭い術野での操作となることから，鉗子の大きさはモスキート鉗子の2/3ほどになっています。極細の糸を挟めるように先端の内側はフラットになっています。

また，滅菌綿棒も非常に役立ちますので用意します。必ず滅菌するか，滅菌済みの綿棒を使用しなければなりません（図2-10-40）。

◆⑧針付縫合糸

マイクロサージェリーでは8-0～11-0という埃のような細い糸を使用します。顕微鏡

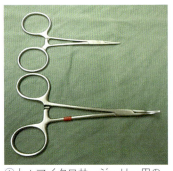
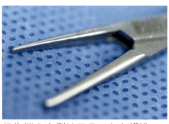

図2-10-39 結紮鉗子
支持糸を挟んで支持するための結紮鉗子。狭い術野での操作となることから，鉗子の大きさはモスキート鉗子の2/3ほどになっている。また，極細の糸を挟めるように先端の内側はフラットになっている。

②先端の内側はフラットな構造

①上：マイクロサージェリー用の結紮鉗子，下：モスキート鉗子

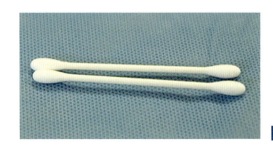

図2-10-40 滅菌綿棒

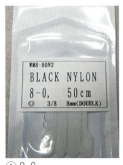

図2-10-41 針付縫合糸
マイクロサージェリーでは極細の糸を使用するため，取り扱いには特に注意が必要。

① 8-0　　② 10-0

の視野から外れると糸がどこにあるのか見つけるのが非常に困難となりますので，取り扱いには十分気を付けるようにしてください（図2-10-41）。

また，長すぎる縫合糸は使いにくいため，適当な長さに切って使用します。

◆⑨注意点

マイクロサージェリーで使用される器具は，他の手術器具とくらべて先端が特に繊細な構造になっています。他の器具とぶつかっただけでも先端が損傷してしまいますので，先端の保護はたいへん重要です。先端の保護には，滅菌のガスが浸透しやすく，熱伝導のよいものを用います（図2-10-42）。図2-10-43は先端の噛み合わせが悪く

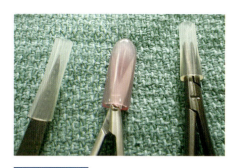

図2-10-42 先端の保護
滅菌ガスが入りやすい（器具に密着しない）キャップを使用する。

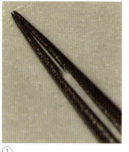① 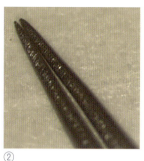②

図2-10-43 先端不良の器具（鑷子）

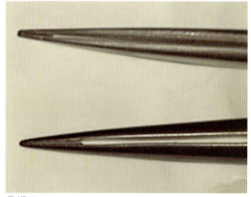

①鑷子

図2-10-44 良好な先端の器具

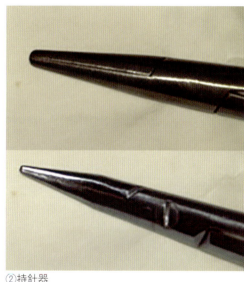

②持針器

なった鑷子です。最先端に開きが見られます。この状態では9-0や10-0などの極細の糸をつまむことができませんので，直ちに交換が必要です。一方，良好な状態の器具の最先端は開くことなく，きちんと閉じています。先端が開かず，確実に密着していることが重要です（図2-10-44）。

そして，Chapter 1でも解説しましたが，マイクロサージェリーで使用する繊細な器具の洗浄に超音波洗浄器を使用してはいけません。他の器具とぶつかり合い，先端の破損を引き起こしてしまいます。ガーゼなどの柔らかい布を用いて，1つ1つ丁寧に手洗いしてください。刃先をブラシで擦ることも，切れ味を落とすことにつながるため，決して行ってはなりません。手術器具は手術を行う獣医師の手となって作業をしてくれる大切なものです。1つ1つを自身の体の一部と思い，大切に取り扱ってください。

著者

遠藤　薫（えんどう　かおる）

遠藤犬猫病院院長，日本小動物外科専門医協会・設立専門医，獣医師。
1981年麻布大学獣医学部獣医学科卒業。千葉県農業共済組合連合会研修医，那須技研家畜診療所勤務を経て，1985年遠藤動物病院(現：遠藤犬猫病院)開業。1989～1994年自治医科大学整形外科学教室研究生・医局員，1996～1998年同臨床薬理学教室研究生，1998～2002年同分子病態研究センター臓器置換研究部研究生，2002～2005年日本獣医畜産大学(現：日本獣医生命科学大学)大学院獣医外科学研究室研究生，2005年麻布大学解剖学第Ⅰ研究室研究生，2015～2016年慶応大学医学部循環器内科共同研究員。所属学会は(一社)日本獣医麻酔外科学会，(公財)動物臨床医学研究所・動物臨床医学会，(一社)日本分子状水素医学生物学会，International Veterinary Transplant Societyなど。

動物病院スタッフのための手術器具ガイド

2019年3月20日　第1刷発行

著　者	遠藤　薫
発行者	森田　猛
発行所	株式会社 緑書房 〒103-0004 東京都中央区東日本橋3丁目4番14号 TEL 03-6833-0560 http://www.pet-honpo.com
編　集	池田俊之，加藤友里恵
カバーデザイン	メルシング
印刷所	アイワード

©Kaoru Endo
ISBN978-4-89531-370-4 Printed in Japan
落丁，乱丁本は弊社送料負担にてお取り替えいたします。

本書の複写にかかる複製，上映，譲渡，公衆送信(送信可能化を含む)の各権利は株式会社 緑書房が管理の委託を受けています。

JCOPY 〈(一社)出版者著作権管理機構 委託出版物〉

本書を無断で複写複製(電子化を含む)することは，著作権法上での例外を除き，禁じられています。本書を複写される場合は，そのつど事前に，(一社)出版者著作権管理機構(電話 03-5244-5088，FAX03-5244-5089，e-mail：info@jcopy.or.jp)の許諾を得てください。
また本書を代行業者等の第三者に依頼してスキャンやデジタル化することは，たとえ個人や家庭内の利用であっても一切認められておりません。